Mit freundlichen Empfehlungen überreicht durch
Wyeth Pharma GmbH

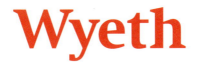

Monoklonale Antikörper in der Leukämietherapie

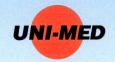

UNI-MED Verlag AG
Bremen - London - Boston

Engert, Andreas; Voliotis, Dimitris :
Monoklonale Antikörper in der Leukämietherapie/Andreas Engert und Dimitris Voliotis.-
1. Auflage - Bremen: UNI-MED, 2005
(UNI-MED SCIENCE)
ISBN 3-89599-618-1

© 2005   by UNI-MED Verlag AG, D-28323 Bremen,
             International Medical Publishers (London, Boston)
             Internet: www.uni-med.de, e-mail: info@uni-med.de

Printed in Europe

Das Werk ist urheberrechtlich geschützt. Alle dadurch begründeten Rechte, insbesondere des Nachdrucks, der Entnahme von Abbildungen, der Übersetzung sowie der Wiedergabe auf photomechanischem oder ähnlichem Weg bleiben, auch bei nur auszugsweiser Verwertung, vorbehalten.

Die Erkenntnisse der Medizin unterliegen einem ständigen Wandel durch Forschung und klinische Erfahrungen. Die Autoren dieses Werkes haben große Sorgfalt darauf verwendet, dass die gemachten Angaben dem derzeitigen Wissensstand entsprechen. Das entbindet den Benutzer aber nicht von der Verpflichtung, seine Diagnostik und Therapie in eigener Verantwortung zu bestimmen.

Geschützte Warennamen (Warenzeichen) werden nicht besonders kenntlich gemacht. Aus dem Fehlen eines solchen Hinweises kann also nicht geschlossen werden, dass es sich um einen freien Warennamen handele.

UNI-MED. *Die beste Medizin.*

In der Reihe UNI-MED SCIENCE werden aktuelle Forschungsergebnisse zur Diagnostik und Therapie wichtiger Erkrankungen "state of the art" dargestellt. Die Publikationen zeichnen sich durch höchste wissenschaftliche Kompetenz und anspruchsvolle Präsentation aus. Die Autoren sind Meinungsbildner auf ihren Fachgebieten.

Vorwort und Danksagung

Traditionell werden die Leukämien klinisch in akute und chronische und nach ihrem zellulären Ursprung in lymphatische und myeloische Leukämien eingeteilt. Fortschritte im Bereich der Immuntypisierung und der Zytogenetik ermöglichten eine wesentlich bessere Identifikation von Risikofaktoren und daraus resultierend Modifikationen der therapeutischen Ansätze. Gerade bei der akuten lymphatischen Leukämie hat der Einsatz Dosis-intensiver Therapiestrategien zu einer wesentlich besseren Prognose geführt. Bei der akuten myeloischen Leukämie waren die therapeutischen Fortschritte weniger deutlich ausgeprägt. Hier stellen hochdosiertes ARA-C in Kombination mit Antrazyklinen nach wie vor die wichtigsten therapeutischen Substanzen dar. Für Risikopatienten oder rezidivierte Patienten ist die allogene Stammzelltransplantation die Behandlung der Wahl. Bei der chronisch lymphatischen Leukämie zählen monoklonale Antikörper bereits zum etablierten Standard.

Der gemeinsame Blickwinkel, den wir hier für die in diesem Buch betrachteten Erkrankungen gewählt haben, sind monoklonale Antikörper. Diese sind einerseits für die Diagnostik (Immunphänotypisierung), teilweise auch für die Klassifikation und Therapie dieser Erkrankungen relevant. Bereits vor der Etablierung monoklonaler Antikörper für die Therapie maligner Lymphome bestand großes Interesse an der Entwicklung einer Antikörper-gestützten Immuntherapie für die akuten und chronischen Leukämien. Die direkte Verfügbarkeit der zu eradizierenden Tumorzelle im peripheren Blut und Knochenmark erleichtert die Bindung von monoklonalen Antikörpern oder modifizierten Antikörperkonstrukten. Während für lymphatische Neoplasien eine Vielzahl häufig exprimierter Antigene identifiziert werden konnte, gestaltete sich die Entwicklung der Antikörpertherapie für myeloische Leukämien auf Grund der größeren immunphänotypischen Heterogenität schwieriger. Am erfolgreichsten sind hier bisher Ansätze mit konjugierten monoklonalen Antikörpern, zu denen beispielsweise das gegen das CD33 Antigen gerichtete Immunkonjugat Gemtuzumab Ozogamizin zählt. Dieses Antikörper-Toxinkonstrukt wurde im Jahr 2000 von der US Food and Drug Administration (FDA) für die Behandlung der rezidivierten akuten myeloischen Leukämie zugelassen. Andere vielversprechende Ansätze bestehen in der Kopplung radioaktiver Nuklide, sogenannter Radioimmunkonjugate, die derzeit in klinischen Studien eingesetzt werden. Radioimmunkonjugate haben den Vorteil, durch eine gewisse unspezifische Streustrahlung auch antigennegative Zellen im Knochenmark zerstören zu können.

Bei der akuten lymphatischen Leukämie wurden bisher überwiegend Antikörper gegen B-Zell Antigene wie CD19, CD20 und CD22 evaluiert. Therapeutisch etabliert haben sich Rituximab, das gegen das CD20 Antigen gerichtet ist, und Alemtuzumab, ein Antikörper, der das CD52 Antigen erkennt. Der genaue Stellenwert und optimale Einsatzzeitpunkt dieser Antikörper werden derzeit sehr intensiv untersucht.

Wir haben in diesem Büchlein versucht, einen Überblick über die Grundlagen, Wirkmechanismen und den klinischen Einsatz monoklonaler Antikörper bei den Leukämien zu geben. In diesem Sinne möchten wir uns bei den Kollegen und Mitarbeitern für die aktive Unterstützung sowie dem UNI-MED Verlag für die vorzügliche verlegerische Betreuung und Herausgabe dieses Buches ganz herzlich bedanken.

Köln und Wuppertal, im Juli 2005

Andreas Engert
Dimitris Voliotis

Autoren

Priv.-Doz. Dr. med. Peter Borchmann
Klinik I für Innere Medizin der Universität zu Köln
Joseph-Stelzmann-Straße 9
50924 Köln
Kap. 1.

Priv.-Doz. Dr. med. Donald Bunjes
Medizinische Universitätsklinik
Abteilung Innere Medizin III
Universität Ulm
Robert-Koch- Str. 8
89081 Ulm
Kap. 5.

Prof. Dr. med. Andreas Engert
Klinik I für Innere Medizin der Universität zu Köln
Joseph-Stelzmann-Straße 9
50924 Köln
e-mail: a.engert@uni-koeln.de
Fax: 0221/478-3778
Tel.: 0221/478-5966
Kap. 1.

Prof. Dr. med. Martin Gramatzki
Sektion für Stammzell- und Immuntherapie
II. Medizinische Klinik und Poliklinik
Universitätsklinikum Schleswig-Holstein - Campus Kiel
Schittenhelmstraße 12
24105 Kiel
Kap. 6.

Prof. Dr. med. Dr. phil. Torsten Haferlach
Medizinische Klinik III
Labor für Leukämiediagnostik
Ludwig-Maximilans-Universität
Klinikum Großhadern
Marchioninistraße 15
81377 München
Kap. 3.

Prof. Dr. med. Wolf-Dieter Ludwig
Helios Klinikum Berlin
Robert-Rössle-Klinik am Max-Delbrück-Zentrum
Charité, Campus Berlin-Buch
Lindenberger Weg 80
13122 Berlin

Kap. 2.

Dr. med. Richard Ratei
Helios Klinikum Berlin
Robert-Rössle-Klinik am Max-Delbrück-Zentrum
Charité, Campus Berlin-Buch
Lindenberger Weg 80
13122 Berlin

Kap. 2.

Priv.-Doz. Dr. med. Roland Repp
Sektion für Stammzell- und Immuntherapie
II. Medizinische Klinik und Poliklinik
Universitätsklinikum Schleswig-Holstein - Campus Kiel
Schittenhelmstraße 12
24105 Kiel

Kap. 6.

Dr. med. Richard Schabath
Helios Klinikum Berlin
Robert-Rössle-Klinik am Max-Delbrück-Zentrum
Charité, Campus Berlin-Buch
Lindenberger Weg 80
13122 Berlin

Kap. 2.

Dr. med. Dimitris Voliotis
Pharmaforschungszentrum Bayer HealthCare
Aprather Weg
42096 Wuppertal

Kap. 4.

Inhaltsverzeichnis

1.	**Biologie der monoklonalen Antikörper: Grundlagen, Struktur, Funktionsweise und Produktion**	**12**
1.1.	Historischer Überblick	12
1.2.	Physiologische Struktur und Funktion humaner Immunglobuline	13
1.3.	Struktur therapeutischer Antikörper	15
1.4.	Produktion therapeutischer Antikörper	17
1.5.	Pharmakokinetik therapeutischer Antikörper	17
1.6.	Therapiestrategien mit Antikörpern	18
1.6.1.	Naive monoklonale Antikörper (*naked antibodies*)	18
1.6.2.	Blockade des Zielantigens	18
1.6.3.	Targeting	18
1.6.4.	Signaltransduktion	19
1.6.5.	Konjugierte Antikörper	19
1.6.5.1.	Radioimmunkonjugate	19
1.6.5.2.	Immuntoxine	20
1.6.5.3.	Zytostatika-Immunkonjugate	20
1.6.6.	Bispezifische Antikörper	20
1.7.	Zusammenfassung und Ausblick	21
1.8.	Literatur	21

2.	**Immunphänotypisierung akuter Leukämien**	**26**
2.1.	Einleitung	26
2.2.	Immunphänotypisierung	26
2.2.1.	Zytogenetische Charakterisierung	27
2.2.1.1.	Die FAB-Klassifikation der AML	27
2.2.1.2.	Die Immunphänotypisierung der ALL	32
2.3.	Literatur	36

3.	**Monoklonale Antikörper in der Therapie der Akuten Myeloischen Leukämie außer CMA-676**	**42**
3.1.	Der Antikörper M195 und seine humanisierte Variante HuM195	42
3.2.	Weitere Antikörper	44
3.3.	Literatur	45

4.	**Das CD33-Immunkonjugat Gemtuzumab Ozogamicin in der Therapie der Akuten Myeloischen Leukämie**	**48**
4.1.	Einleitung	48
4.2.	CD33 Antigen als Ziel einer antikörpergesteuerten Immuntherapie bei AML	48
4.3.	Das Immunkonjugat Gemtuzumab Ozogamicin (Mylotarg®)	48
4.4.	Phase I-Studien	50
4.5.	Phase II-Studien	50
4.6.	Gemtuzumab Ozogamicin in Kombination mit anderen Substanzen	52
4.7.	Diskussion	54
4.8.	Literatur	54

5.	**Radioimmunkonjugate in der Therapie von Leukämien**	**58**
5.1.	Einführung	58
5.2.	Ergebnisse	59
5.2.1.	Studien zur dosisintensivierten Konditionierung mit ^{131}I-markierten anti-CD33 Antikörpern	59
5.2.2.	Studien zur dosisintensivierten Konditionierung mit ^{131}I markierten anti-CD45 Antikörpern	60
5.2.3.	Studien zur dosisintensivierten Konditionierung mit ^{188}Re-markierten anti-CD66 Antikörpern	61
5.2.4.	Studien zur dosisreduzierten Konditionierung mit ^{188}Re-markierten anti-CD66 Antikörpern	61
5.3.	Literatur	62

6.	**Monoklonale Antikörper bei lymphatischen Leukämien**	**66**
6.1.	Antikörper gegen überwiegend auf B-Zellen exprimierte Antigene	66
6.1.1.	CD20 Antikörper Rituximab	66
6.1.2.	CD22 Antikörper Epratuzumab	67
6.1.3.	Andere Antikörper gegen B-lymphozytäre Antigene	67
6.1.4.	Das CD52-Antigen auf B- und T-Zellen: Alemtuzumab (Campath-1H) zur Therapie der B-CLL	68
6.2.	Antikörper gegen T-lymphozytäre Neoplasien	72
6.2.1.	Der CD52 Antikörper Alemtuzumab bei T-Zellen-Neoplasien	72
6.3.	Ausblick	73
6.4.	Literatur	73

	Index	**77**

Biologie der monoklonalen Antikörper: Grundlagen, Struktur, Funktionsweise und Produktion

1. Biologie der monoklonalen Antikörper: Grundlagen, Struktur, Funktionsweise und Produktion

1.1. Historischer Überblick

Die Existenz von Antikörpern wurde als Hypothese bereits Ende des 19. Jahrhunderts von Emil von BEHRING (1854-1917) und seinem Mitarbeiter Shibasaburo KITASATO (1856-1931) vertreten, die Kaninchen mit geringen Mengen Tetanustoxin impften.

> Dabei stellten sie fest, dass eine eigentlich letale Dosis Tetanustoxin, nachdem sie mit dem zellfreien Serum der geimpften Tiere gemischt worden war, für andere Kaninchen keine toxische Wirkung mehr hatte. Das Serum der geimpften Tiere musste also ein spezifisches und lösliches Antitoxin enthalten haben [1].

Das über die reine Infektionsabwehr hinausgehende Potenzial von Antikörpern wurde von Paul EHRLICH (1854-1915) frühzeitig erkannt und 1900 im Rahmen der Croonian-Lecture beschrieben. Hier wurde erstmals die Idee formuliert, das Immunsystem zur spezifischen Therapie maligner Tumoren einzusetzen [2]. Ehrlichs **Seitenketten-Modell** vom Immunsystem war in der Lage, die Immunisierung von Tieren gegen bestimmte Toxine zu erklären, wobei er allerdings annahm, dass die Antikörper im Überschuss gebildeten Bindungsstellen der Zielzelle entsprächen (☞ Abb. 1.1).

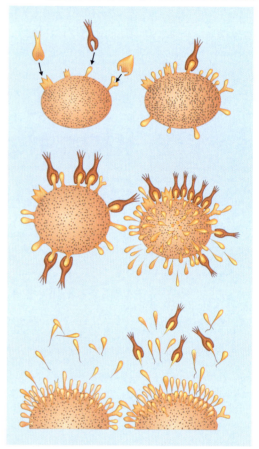

Abb. 1.1: Immunitäts-Theorie nach Paul Ehrlich: Das Toxin bindet mittels der haptophoren Bindungsstelle an die Seitenkette der Zielzelle (1, 2). Die Seitenkette dient physiologischerweise zur Bindung nutritiver Substanzen. Reaktiv kommt es zu einer (über-)kompensatorischen Bildung weiterer Seitenketten, die ins Blut abgegeben werden und dort freies Toxin binden (3-6). Bei wiederholter Toxinexposition wird das Toxin im Serum gebunden, bevor es die Zelle erreicht. Modif. nach einer Originalabbildung von Paul EHRLICH, 1900.

☞ auch http://www.nobel.se/medicine/laureates/1908/ehrlich-lecture.pdf

In Abhängigkeit von den technischen Möglichkeiten wurde die Erforschung dieses Phänomens vorangetrieben, bis die molekulare Struktur des Immunglobulins schließlich von verschiedenen Gruppen charakterisiert werden konnte, wofür PORTER und EDELMAN 1972 gemeinsam den Nobelpreis bekamen [3,4]. 1975 veröffentlichten KOHLER und MILSTEIN ihre bahnbrechende Arbeit, in der die Hybridom-Technik als eine relativ einfache Methode zur Generierung **monoklonaler Antikörper** (**MoAk**) beschrieben wurde [5]. 1982 wurde erstmals eine komplette Remission bei einem Patienten mit einem malignen Lymphom berichtet, nachdem er mit einem speziell für ihn angefertigten murinen anti-Idiotyp-Antikörper behandelt worden war [6]. Die daraufhin voller Enthusiasmus durchgeführten klinischen Studien mit anderen naiven murinen Antikörpern verliefen jedoch enttäuschend und zeigten die Schwierigkeiten dieses neuen Therapieansatzes. Als vorläufiger Höhepunkt dieser Problematik wurde 1994 die Entwicklung des anti-CD52 Antikörpers **Campath-1H** aufgrund schwerer Akuttoxizität und ausgeprägter Immunsuppression bei fehlender Effektivität von der Firma Wellcome eingestellt. Campath 1H war initial zum Einsatz bei Autoimmunerkrankungen sowie Non-Hodgkin Lymphomen entwickelt worden. Bis dahin, von 1975 bis 1994, hatte nur der murine anti-CD3 MoAk OKT3 (**Muromonab**) den Weg in die Klinik geschafft [7].

> Seitdem hat sich jedoch die Situation dramatisch gewandelt. Mittlerweile wurden von der FDA (US Food and Drug Administration) zehn MoAk als Therapeutikum zugelassen (☞ Tab. 1.1).

Viele Faktoren haben zu dieser Entwicklung beigetragen, vor allem jedoch die molekulargenetische Produktion und Humanisierung der ursprünglich verwendeten Maus-Antikörper. Die Anzahl klinischer Studien in frühen Phasen ist groß und weitere Antikörper stehen vor der Zulassung.

1.2. Physiologische Struktur und Funktion humaner Immunglobuline

Alle Organismen befinden sich in der ständigen Auseinandersetzung mit der Infektion durch andere Organismen. Im Lauf der Evolution hat sich dadurch bei Vertebraten ein adaptives Immunsystem entwickelt, das spezifische und unspezifische, zelluläre und humorale Abwehrmechanismen in einem komplizierten Netzwerk vereint. Antikörper sind hierbei der Effektor der spezifischen humoralen Immunantwort. Hierzu müssen sie in der Lage sein, eine stabile Bindung mit dem Antigen einzugehen und weitere Reaktionen des Immunsystems zur Elimination des Antigens zu vermitteln. Diese Anforderungen spiegeln sich in der Struktur der Antikörper wider. Sie sind mit etwa 150 kD große Moleküle und bestehen aus zwei jeweils identischen schweren Ketten (etwa 50 kD) und zwei jeweils identischen leichten Ketten (etwa 25 kD), die über Disulfidbrücken in der Form eines Y verbunden sind (☞ Abb. 1.2).

AK	Handelsname	Zielantigen	Indikation
Muromomab	OKT3®	CD3	Transplantatabstoßung
Basiliximab	Simulect®	CD25	Transplantatabstoßung
Daclizumab	Zenapax®	CD25	Transplantatabstoßung
Infliximab	Remicade®	TNFα	Rheumatoide Arthritis, Morbus Crohn
Pavilizumab	Synagis®	RSV	RSV-Prophylaxe
Abciximab	ReoPro®	GPIIa/IIIb	Koronare Revaskularisation
Rituximab	Mabthera®	CD20	rezidiviertes follikuläres B-NHL
Trastuzumab	Herceptin®	Her2/*neu*	Metastasiertes Mamma-Karzinom
Gemtuzumab Ozogamicin	Mylotarg®	CD33	Rezidivierte akute myeloische Leukämie älterer Patienten
Alemtuzumab	MabCampath®	CD52	Fludarabin refraktäre CLL

Tab. 1.1: FDA zugelassene monoklonale Antikörper (Stand 3/2002).

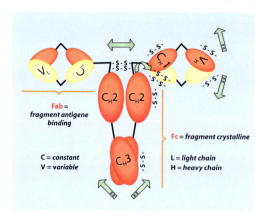

Abb. 1.2: Strukturmodell eines Antikörpers.

Die Antigenbindungsstelle befindet sich am Ende der beiden kurzen Arme des Y, die aus einem Teil der schweren Kette und der ganzen leichten Kette aufgebaut sind. Durch enzymatische Spaltung des Antikörpers mit Papain kann man zwei unterschiedliche Fragmente gewinnen, von denen das eine noch Bindungsaktivität aufweist. Dieser Teil des Antikörpers wird **Fab** genannt (*fragment antigen binding*). Nach Spaltung mit Pepsin bleiben die beiden Fabs noch verbunden und werden dann als F(ab)$_2$ bezeichnet. Das Fab zeichnet sich durch drei hypervariable Regionen pro Kette aus, die gemeinsam die Komplementarität zum antigenen Epitop bestimmen (*complementarity-determining regions*: CDRs, ☞ Abb. 1.3).

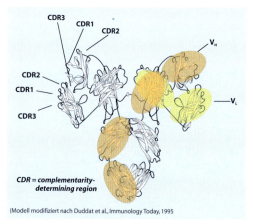

Abb. 1.3: Tertiärstrukturmodell.

Das andere Fragment des Antikörpers wird mit **Fc** bezeichnet (*fragment crystalline*), da es nach enzymatischer Spaltung von den Fab-Fragmenten als homogene Masse ausfällbar ist. Der gesamte Antikörper ist ein höchst flexibles Molekül. Beide Ketten bestehen aus mehreren Domänen, die wiederum relativ gelenkig miteinander verbunden sind (☞ Abb. 1.2). Die Domänen entsprechen dem genetischen Aufbau. Die schwere Kette besteht in der Regel aus 4 Domänen, von denen die N-terminale Domäne die variable Region ist (V_H), wohingegen die anderen 3 Domänen konstant sind (C_H1, C_H2, C_H3, ☞ Abb. 1.2 und 1.3). Über relativ geringe Unterschiede in diesem konstanten Teil der schweren Kette wird die Klasse des Antikörpers definiert. Beim Menschen können insgesamt 5 Klassen von Immunglobulinen (Ig) differenziert werden:

- IgA
- IgD
- IgE
- IgG und
- IgM

wobei IgG und IgA noch in Subklassen unterteilt wird. Beim Menschen ist im Blut überwiegend von reifen Plasmazellen produziertes **IgG** zu finden (ca. 75 %). In der frühen Phase der humoralen Immunreaktion wird **IgM** produziert und beim Übergang der unreifen zur reifen Plasmazelle **IgD**. **IgA** wird, neben **IgM**, über die Schleimhäute sezerniert. **IgE** hat von allen Ig die niedrigste Konzentration im Serum und wird physiologisch vor allem als Reaktion auf Parasiten gebildet. Die leichten Ketten bestehen nur aus einer variablen und einer konstanten Domäne (V_L und C_L), wobei letztere zwei Antikörper-Isotypen definiert, die mit κ und λ bezeichnet werden. Die Affinität der Antikörper ist eher von der variablen Region der schweren Kette abhängig. Der Aufbau der Antikörper aus schweren und leichten Ketten ist zwar weit verbreitet, jedoch nicht Voraussetzung zur Antigen Bindung. Antikörper von Kamelen beispielsweise kommen ohne leichte Ketten aus.

Freie Antikörper schützen den Organismus auf direktem oder indirektem Weg. Direkt wirken sie durch Bindung und Neutralisierung. Dieser Mechanismus gilt für Toxine oder rezeptorvermittelte Bindung von Bakterien oder Viren an körpereigene Zellen. Indirekte Wirkung entfalten Antikörper über ihren Fc-Teil. Dieser kann an spezifische Fc-Rezeptoren auf zellulären Effektoren des Immunsystems binden und diese damit aktivieren (*antibody dependent cellular cytotoxicity*, ADCC) oder über Aktivierung von Komplement direkt zytotoxisch wirken (*complement mediated cytotoxicity*, CDC). Hier zeigt sich auch die unterschiedliche Funktion der Ig-Klassen.

- IgG (insbesondere IgG1 und IgG3) bindet besonders an Makrophagen und führt zur Phagozytose und Prozessierung des Antikörper-Antigen-Komplexes
- IgM hingegen aktiviert insbesondere das Komplementsystem und hat damit die unspezifische Lyse des gebundenen Antigens zur Folge
- Der Fc-Teil des IgE schließlich aktiviert IgE-spezifische Rezeptoren der Mastzellen und induziert ihre Degranulation

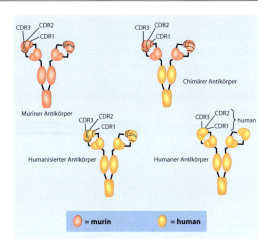

Abb. 1.4: Vom murinen zum humanen Antikörper.

1.3. Struktur therapeutischer Antikörper

Neben kompletten Antikörpern können alternativ Antigen-bindende Fragmente verwendet werden. Das kleinste Molekül besteht hierbei aus der variablen leichten und der variablen schweren Kette (V_L und V_H), die über einen Linker verbunden werden. Die entsprechende Gensequenz kann hintereinander angeordnet und durch geeignete Systeme (pro- oder eukaryontische Zellkulturen) exprimiert und in ausreichend großer Menge produziert werden (☞ Abb. 1.5). Diese Konstrukte heißen scFv (*single chain fragment variable*). Durch die Kopplung zweier scFv entsteht ein sogenannter "Diabody" (☞ Abb. 1.5). Zunehmend größere Moleküle sind das Fab- und das F(ab)$_2$-Fragment. Unabhängig von der Größe können diese Antigen-erkennenden Moleküle an Effektoren gekoppelt werden. Dies ist über eine chemische Kopplung möglich (wie etwa bei Radioimmunkonjugaten oder Immuntoxinen) oder aber über Klonierung von Toxinen an scFvs und die rekombinante Expression dieser Fusionsproteine.

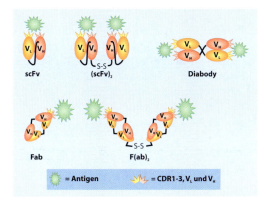

Abb. 1.5: Antigen-bindende Fragmente.

Schließlich ist es möglich, zwei unterschiedliche Epitope durch ein Molekül erkennen zu lassen und aneinander zu binden. Die entsprechenden Konstrukte werden "bispezifisch" genannt, wobei es sich um ganze Antikörper, F(ab)$_2$-Fragmente, bispezifische scFvs oder auch Diabodies handeln kann (☞ Abb. 1.5 und 1.6).

Technologien zur Produktion therapeutischer Antikörper

Therapeutische Antikörper kopieren in unterschiedlicher Form ihre physiologischen Vorbilder. Anfänglich wurden sie durch Immunisierung von Mäusen mit humanen Antigenen gewonnen und hatten entsprechend antigene Epitope. Die Mäuse werden bei dieser Methode von KÖHLER und MILSTEIN nach der Immunisierung geopfert, ihre Milz entnommen und lysiert, die B-Zellen aus dem Lysat vereinzelt und mit einer Plasmozytom-

Zelllinie fusioniert [5]. Hierdurch entstehen Antikörper produzierende Hybridome. Mit dieser - im übrigen damals nicht patentierten - Technik sind Tausende von Klonen und unterschiedliche Antikörper hergestellt worden und ihre Erfinder haben 1984 den Nobelpreis für Medizin verliehen bekommen.

☞ auch http://www-immuno.path.cam.ac.uk/~mrc7/mab25yrs/index.html

Diese hieraus entstehenden **murinen Antikörper** sind jedoch nur begrenzt therapeutisch einsetzbar, da sie das humane Immunsystem aktivieren und zur Bildung von **anti-Antikörpern** führen (*human anti-mouse antibody*, HAMA). Bei wiederholter Applikation wird der murine Antikörper also gebunden, neutralisiert und eliminiert. Die Entwicklung von HAMAs ist bei immunkompetenten Patienten häufig [8]. Dadurch wird auf jeden Fall die Halbwertzeit verkürzt [9]. Es kann aber auch zu einer allergischen Reaktion gegen murine Antikörper bis hin zur Anaphylaxie kommen. Murine Antikörper binden außerdem nicht gut an humane Fc-Rezeptoren, so dass die indirekte Wirkung des Antikörpers verloren geht.

> Aus diesen Gründen sind unterschiedliche Strategien entwickelt worden, Antikörper zu humanisieren.

Voraussetzung für diese Entwicklung waren die technischen Fortschritte in der Molekularbiologie, insbesondere die Polymerase-Ketten-Reaktion und bakterielle Expressionssysteme zur Herstellung und Analyse von Antikörper-Fragmenten. Zur Klonierung von Antikörpern wird zunächst aus Milz- oder Hybridom-Zellen mRNA isoliert und revers transkribiert in cDNA. Aus dieser wird dann mit Oligonukleotid-Primern die den Antikörper kodierende DNA amplifiziert. Hierfür sind viele verschiedene Primer publiziert worden, die auf bekannten DNA-Sequenzen beruhen [10-12]. Die Sequenzen sind in speziellen Datenbanken öffentlich verfügbar.

- Kabat: http://immuno.bme.nwu.edu/
- V-base: http://www.mrc-cpe.cam.ac.uk/imt-doc/public/INTRO.html

Mit rekombinanten gentechnischen Methoden lassen sich die konstanten murinen Domänen durch humane ersetzen, das Konstrukt wird als "chimärer" Antikörper bezeichnet (☞ Abb. 1.4).

Hierdurch kann die Immunogenität ganz erheblich reduziert werden, was beispielsweise bei einem anti-thrombozytären Antikörper demonstriert werden konnte. Hier reduzierte sich durch den Austausch der konstanten Domänen die Bildung von HAMAs von 17 % auf 1 % [11,12].

Eine weitere Reduktion der Immunogenität lässt sich durch Humanisierung erzielen. Hierbei werden die murinen CDRs in ein humanes Grundgerüst transplantiert ("CDR *grafting*") und der Anteil muriner Sequenzen am Gesamtprotein wird damit im Vergleich zum chimären Konstrukt von 30 % auf 3 % reduziert. Die Konformation der CDRs ist jedoch in hohem Maß von der Konformation des gesamten Proteins abhängig, weshalb die humane Sequenz eine möglichst große Homologie zur murinen aufweisen sollte [13]. Trotzdem kommt es in der Regel zu einem deutlichen Affinitätsverlust durch die Humanisierung, die nur durch anschließende Veränderung der Proteinsequenz beeinflusst werden kann. Hierbei werden gezielt einzelne Aminosäuren ausgetauscht, die aufgrund ihrer Position eine Schlüsselfunktion für die Konformation haben. Dies ist insgesamt ein sehr kosten- und zeitintensiver Prozess.

Schließlich können vollständig humane Antikörper durch transgene oder sogenannte "transchromosomale" Mäuse produziert werden, deren Ig kodierende DNA durch humane Sequenzen ersetzt wurde [14-17]. Diese Mäuse scheinen die VDJ Rekombination und somatische Hypermutation vollständig und normal ausführen zu können und produzieren komplett humane Antikörper gegen humane Antigene. Die Art des Antikörpers wird durch ein entsprechendes Suffix im Namen gekennzeichnet (☞ Tab 1.2).

Suffix	Bedeutung
*umab	human
*zumab	humanisiert
*ximab	chimär
*omab	murin
*amab	Ratte
*emab	Hamster
*imab	Primat

Tab. 1.2: Nomenklatur monoklonaler Antikörper.

1.4. Produktion therapeutischer Antikörper

Hybridome oder mit rekombinanter DNA transfizierte eukaryontische Zelllinien können in großer Menge Antikörper produzieren (bis zu 1 g/l). Trotzdem ist diese Art der Produktion so teuer, dass sie für die meisten Applikationen und insbesondere für Forschungszwecke nicht in Frage kommt [18]. Deshalb wurden andere Expressionssysteme entwickelt.

Rekombinante scFv können aufgrund der beschränkten Molekülgröße (~ 30 kD) und der Tatsache, dass sie zur korrekten Konformation nur zwei Disulfidbrücken benötigen (☞ Abb. 1.1), im Vergleich zu kompletten Antikörpern gut in Prokaryonten produziert werden, wobei vor allem *E. coli* verwendet wird. Die Ausbildung der Disulfidbrücken, die unerlässlich ist für die native und funktionelle Konformation, benötigt eine oxidierende Umgebung, wie sie im Zytosol der Bakterien nicht gegeben ist. Deshalb muss das Protein zunächst in den periplasmatischen Raum transportiert werden. Hierzu wird vor den N-Terminus des Antikörper-Fragments eine *leader*-Sequenz kloniert (pelB, phoA, ompA), die das Signal zum Transport ins Periplasma ist. Aus dem Periplasma kann das Protein dann durch Aufschluss der Bakterien (osmotisch, enzymatisch, physikalisch (Ultraschall, Druck, Kälte)) gewonnen und aufgereinigt werden. Unterschiedliche scFv werden mit sehr unterschiedlicher Effizienz von *E. coli* produziert. Falls keine ausreichende Produktion des Proteins zu erreichen ist, können einzelne, exponierte hydrophobe Aminosäuren ausgetauscht werden um die Löslichkeit des Proteins zu erhöhen [19]. Auch die reguläre Konformation ist nicht immer zu erreichen, kann jedoch durch die Kultivierung der Bakterien bei niedrigen Temperaturen (26 °C) und die Zugabe kompatibler Solute unterstützt werden [20]. Oftmals kommt es schon zu einer Aggregation des Proteins im Zytosol oder zur Deposition in sogenannten *inclusion bodies*. In diesen liegt das Protein als nicht funktionelles Aggregat vor und muss erst denaturiert werden (um in Lösung überführt werden zu können) und anschließend renaturiert werden (um ein funktionelles Protein zu erhalten). Das Verfahren ist für die Produktion größerer Mengen nicht geeignet, da es sehr aufwendig ist und zu einem erheblichen Verlust von Protein führt.

Noch nicht in großem Maßstab angewendete, jedoch vielversprechende Strategien ist die Herstellung von von *E. coli*-Stämmen mit oxidierendem zytosolischen Milieu (um die korrekte Konformation der Antikörper-Fragmente bereits im Zytosol zu ermöglichen) und die Produktion in Pflanzen [21]. Das Assembling der schweren und der leichten Kette funktioniert in Pflanzen korrekt, so dass vollständige und funktionelle Antikörper in großer Menge produziert werden können. Die HWZ eines solchen Antikörpers aus einer transgenen Pflanze war im Mausmodell identisch zum parenteralen Antikörper [22]. Sie unterscheiden sich von den tierischen Antikörpern nur durch eine andere Glykosylierung und durch die Verwendung von Zuckern, die im Tier nicht vorkommen.

1.5. Pharmakokinetik therapeutischer Antikörper

Aus der Größe und komplexen Interaktion der therapeutischen Antikörper im Organismus resultiert eine sehr uneinheitliche Pharmakokinetik. Vollständige Antikörper verlassen aufgrund ihrer Größe die Blutbahn nur sehr träge, werden weder hepatisch noch renal eliminiert und haben dementsprechend eine lange Halbwertszeit (HWZ). Diese ist auch von dem Grad der Humanisierung abhängig. Im *Cynomologus*-Affenmodell haben humane Antikörper eine HWZ von 9,6 Tagen, bei humanen Antikörpern von der transgenen Maus beträgt sie 9,5-11 Tage, bei chimären Antikörpern 7,1 Tage und bei murinen 1,9 Tage [23]. Ebenfalls von großer Bedeutung für die HWZ ist die Verfügbarkeit des Antigens, da es über die Bindung an das Antigen zu einer Akkumulation des Komplexes und zur verlängerten HWZ kommen kann. Dieser Umstand hat zur Folge, dass die Pharmakokinetik von Antikörpern von der Tumormasse abhängt, daher interindividuell sehr stark variieren kann und nur eingeschränkt vorhersagbar ist. Der monoklonale, humanisierte anti-CD20 Antikörper Rituximab hat beispielsweise eine mittlere HWZ von 445 Stunden, wobei die Standardabweichung von ± 361 Stunden bereits die interindividuelle Variabilität deutlich macht. In geringer Konzentration ist dieser Antikörper noch Monate nach Therapieende nachweisbar [24]. Gemtuzumab hingegen, ein mit dem Zytostatikum Calicheamycin gekoppelter humanisierter anti-CD33 Antikörper, hat nach einmaliger Gabe eine mittlere HWZ von 66 h [25]. Die HWZ wird deutlich verkürzt, sobald im Serum freies Antigen gelöst ist, das den Antikörper direkt bindet [26]. Wieviele Antikörper die Zielzelle erreichen, ist entscheidend von der Fähigkeit abhängig, in den Tumor zu penetrieren. Insbesondere solide Tumoren zeichnen sich durch einen hohen intratumoralen hydrostatischen Druck aus, der eine passive Diffusion des Antikörpers in das Zentrum des Tumors erschwert [27]. Inwieweit diese Barriere durch kleinere Moleküle (Fabs oder scFvs) überwunden werden kann, ist noch nicht klar. Aufgrund dieser grundsätzlichen Einschränkung wurde jedoch schon frühzeitig die minimale Resterkrankung (*minimal residual disease*, MRD) als mögliches Ziel einer Antikörper-vermittelten Immuntherapie formuliert. Unterstützt wurde dieses Konzept durch die Ergebnisse einer klinischen Studie mit Edrecolomab (Panorex®) als adjuvanter Therapie beim Kolonkarzinom im Stadium Dukes C. Der Antikörper führte zu einer um 27 % signifikant verringerten Rezidivrate im Vergleich zur Kontrollgruppe, die keine weitere Therapie erhalten hatte [28]. Dieser Effekt wurde auf die erfolgreiche Elimination residueller Tumorzellen zurückgeführt.

Die in Abhängigkeit von der Größe sehr unterschiedliche Pharmakokinetik kann therapeutisch genutzt werden. So bietet es sich zum Beispiel an, hochwirksame Toxine mit kleinen scFvs zu konjugieren, um mit der schnellen Elimination dieses Konstrukts die unspezifische Nebenwirkungsrate zu minimieren. Konstrukte mit einem Molekulargewicht unter 60 kD werden renal eliminiert und haben daher in der Regel eine zu kurze HWZ, um therapeutisch wirksam zu werden. Vollständige Antikörper hingegen binden an hepatische und renale Zellen und verursachen unspezifische Toxizität. Es ist hier noch Gegenstand der Forschung, hinsichtlich der Pharmakokinetik optimierte Konstrukte zu entwickeln.

1.6. Therapiestrategien mit Antikörpern

Nach dem initialen Erfolg der anti-Idiotyp Antikörper in den frühen 80er Jahren bestand die Hoffnung, es würde ausreichend sein, Antigene auf Tumorzellen durch entsprechende Antikörper zu opsonieren und sie dann durch CDC oder ADCC zu eliminieren. Die folgenden Erfahrungen zeigten dann jedoch, dass Tumorzellen ebenso wie physiologische Zellen Regulatorproteine produzieren, die sie sehr effektiv vor solchen Angriffen schützen [29]. Daraufhin wurden differenziertere Konzepte entwickelt, die wir im folgenden skizzieren wollen.

1.6.1. Naive monoklonale Antikörper (*naked antibodies*)

Bei Verwendung vollständiger, unveränderter Antikörper (*naked antibodies*) lassen sich diese Konzepte unter folgenden Aspekten klassifizieren:

- Blockade des Zielantigens (*blocking*)
- Opsonierung und Vermittlung weiterer Reaktionen (*targeting*) und
- direkte Wirkung auf die Zielzelle durch Signaltransduktion (*signaling*)

1.6.2. Blockade des Zielantigens

Mit **Infliximab** (Remicade®) wurde bei der rheumatoiden Arthritis und beim M. Crohn bereits ein blockierender MoAk etabliert. Dieser chimäre Antikörper bindet humanes TNFα und unterbricht damit effektiv die Entzündungskaskade [30]. Ein anderes Beispiel ist **Abciximab** (ReoPro®), das den thrombozytären Glycoprotein IIb/IIIa-Rezeptor blockiert und damit die Entstehung von Thromben in Koronararterien nach interventioneller Revaskularisation mit Stent-Implantation verhindert [31]. Ebenfalls blockierend wirken die in der Transplantationsmedizin zur Prophylaxe und Therapie der akuten Allograft-Abstoßung verwendeten anti-CD25 Antikörper **Basiliximab** (Simulect®) und **Daclizumab** (Zenapax®), die den Interleukin-2 Rezeptor blockieren [32-34].

1.6.3. Targeting

Das Prinzip des Targeting ist in der Infektiologie zur Anwendung gekommen. Hier bietet der humanisierte Antikörper **Pavilizumab** (Synagis®) gegen das *respiratory syncytial virus* (RSV) bei Frühgeburten einen signifikanten prophylaktischen Schutz [35]. Auch wenn humanisierte MoAk theoretisch Effektormechanismen rekrutieren können und dies *in vitro* nachgewiesen werden kann, so fehlen zur Zeit noch Daten, die die Bedeutung dieses Mechanismus *in vivo* für nicht-infektiologischen Indikationen belegen. Hinweise hierfür gibt es bei dem monoklonalen anti-CD52 Antikörper **Alemtuzumab** (Campath-1H), der seine Zytotoxizität in Abhängigkeit vom Isotyp entwickelt. Dass der Fc-Teil des Antikörpers therapeutische Bedeutung hat, zeigt sich auch bei *in vivo* Experimenten mit humanen Xenografts, bei denen der Verlust aktivierender Fc-Rezeptoren einen Wirkungsverlust der sonst sehr effektiven MoAk Rituximab und Trastuzumab zur Folge hat. Zudem kommt es zu einer Wirkungsverstärkung dieser Antikörper, wenn der inhibitorische Fc-Rezeptor IIB durch genetisches Knockout depletiert wird [36].

1.6.4. Signaltransduktion

Erste Hinweise für die Bedeutung der Signaltransduktion durch Antikörper ergaben sich aus der Arbeit von VUIST, der zeigen konnte, dass die therapeutische Effektivität von anti-Idiotyp Antikörpern bei Lymphompatienten mit der Fähigkeit dieser Antikörper korrelierte, Tyrosinreste intrazellulärer Proteine zu phosphorylieren [37]. *In vitro* induzierten diese anti-Idiotyp Antikörper durch Quervernetzung der B-Zell Rezeptoren (*BCR-crosslinking*) bei Lymphomzellen und bei normalen B-Zellen Apoptose. Die Bindung an Rezeptoren der Zielzelle, deren Aktivierung in die Regulation des Zellzyklus eingreift, scheint auch für die in der Onkologie zugelassenen Antikörper **Rituximab** (Mabthera®) und **Trastuzumab** (Herceptin®) wesentlich zu sein. Relativ gut ist dies bereits für Rituximab nachgewiesen. Dieser humanisierte anti-CD20 Antikörper induziert die Tyrosin-Phosphorylierung, aktiviert die Protein-Kinase C und führt zur Hochregulierung von Myc 38. Zusätzlich steigt nach Bindung des Antikörpers die intrazelluläre Konzentration ionisierten Kalziums an. Diese Antikörper-vermittelten Veränderungen auf verschiedenen Ebenen der Zellregulation führen schließlich zur Apoptose. Trastuzumab hingegen bindet an ein Proto-Onkogen mit Homologie zum *epidermal growth factor receptor* (EGFR), das jedoch vom EGF nicht erkannt wird. Her2/*neu* wird insbesondere beim Mamma-Karzinom in etwa 20-30 % der Fälle überexprimiert und ist mit aggressivem Wachstum und schlechter Prognose vergesellschaftet [39,40]. Die Bindung von Trastuzumab an Her2/*neu* greift komplex in die Regulationsmechanismen des Zellzyklus ein, was zu einer Proliferationshemmung und zu einer erhöhten Sensitivität der Zellen für andere zytotoxische Einflüsse mit entsprechendem klinischen Benefit führt [39-44].

1.6.5. Konjugierte Antikörper

Antikörper eignen sich hervorragend dazu, selektiv bestimmte Zellen mit zytotoxischen Agenzien anzugreifen. Dieser Ansatz ist insbesondere in der Onkologie interessant, da er die Möglichkeit bietet, konventionelle Therapien unter Reduktion der toxischen Nebenwirkungen effektiv zu applizieren. Mehrere Konstrukte mit unterschiedlicher zytotoxischer Beladung der Antikörper sind in klinischen Studien bereits getestet worden. Hierzu zählen

- Radioimmunkonjugate
- Immuntoxine und
- Zytostatika-Immunkonjugate

Das Konzept, über Prodrug-Immunkonjugate (*antibody-directed enzyme prodrug therapy*, ADEPT) spezifische Medikamentenwirkung an der Tumorzelle zu generieren, befindet sich noch in früheren Stadien der Entwicklung.

1.6.5.1. Radioimmunkonjugate

Radioimmunkonjugate haben gegenüber den anderen Immunkonjugaten den Vorteil, dass sie nicht von der Zielzelle internalisiert werden müssen, um ihre Wirkung zu entfalten. Außerdem benötigen sie kein intaktes Immunsystem, das bei Tumorpatienten häufig massiv gestört ist. Schließlich werden durch die Strahlen auch Tumorzellen in der Nachbarschaft erreicht, so dass die möglicherweise schlechte Penetration in solide Tumoren hierdurch teilweise kompensiert werden kann. In der Regel werden die Antikörper mit ^{131}Iod oder ^{90}Yttrium gekoppelt. ^{90}Yttrium bietet gegenüber ^{131}Iod den Vorteil, dass es einfach und sicher an Antikörper gekoppelt und ambulant verabreicht werden kann. Zudem hat es verglichen mit ^{131}Iod eine 5fach energiereichere β-Strahlung, nahezu keine γ-Emission, eine günstige Halbwertszeit (2,5 Tage) und verbleibt auch nach Endozytose dauerhaft in der Zielzelle [45]. Weit fortgeschritten sind die klinischen Erfahrungen derzeit mit anti-CD20 Radioimmunkonjugaten bei der Therapie indolenter Non-Hodgkin Lymphome. Hier gibt es sowohl ein ^{131}Iod (**Tositumomab-Tiuxetan**) als auch ein ^{90}Yttrium (**Ibritumomab**) gekoppeltes Radioimmunkonjugat. Beide Konstrukte erreichen bei Rezidiven intensiv vorbehandelter Patienten mit etwa 30 % kompletten und 40 % partiellen Remissionen vergleichbare Ansprechraten [46,47]. Diese Ergebnisse liegen deutlich über denen unkonjugierter Antikörper. Dosislimitierende Nebenwirkung ist jeweils die hämatologische Toxizität. Auch wenn sich aufgrund der hohen Strahlensensitivität hämatologische Neoplasien besonders für die Radioimmuntherapie eignen und einige Konstrukte gegen andere Antigene zur Zeit klinisch erprobt werden, wird dieses Konzept auch mit Erfolg in Phase I-/II-Studien bei soliden Tumoren angewendet [48-51].

1.6.5.2. Immuntoxine

Immuntoxine wurden initial durch chemische Konjugation von Pflanzen- oder Bakterientoxinen an Antikörper produziert (☞ Abb. 1.6). Mittlerweile können sie auch als wesentlich kleinere Konstrukte gentechnisch hergestellt werden (scFv-Fusionstoxine).

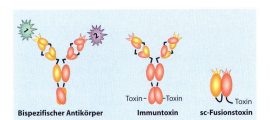

Abb. 1.6: Therapeutische Konstrukte.

Zu den am häufigsten verwendeten Toxinen zählen Ricin, Diphterietoxin und Pseudomonas-Exotoxin. Immuntoxine könne bereits ab einem intrazellulärem Molekül pro Zielzelle irreversibel deren Proteinbiosythese hemmen und damit den Zelltod induzieren. Da dieser Vorgang unabhängig vom Teilungszyklus der Zelle ist, scheint dieses Konzept besonders geeignet, um nach konventioneller zytostatischer Therapie ruhende Zellen zu eliminieren. Voraussetzung ist allerdings die Internalisation des Antikörpers. Nachteilig ist die Entwicklung von anti-Toxin Antikörpern, die gemeinsam mit den anti-Antikörpern das Immuntoxin bei wiederholter Applikation neutralisieren können. Es sind bisher in der Onkologie viele verschiedene Konstrukte getestet worden, die sich gegen B-Zell-marker (CD19, CD22, CD38) und gegen die α-Kette des Interleukin-2 Rezeptors (CD25) richten [52-55]. Bei den über einen Disulfid-Linker chemisch gekoppelten Immuntoxinen ist die klinische Anwendung durch die Nebenwirkungen deutlich beeinträchtigt, wobei neben Neuro- und Kardiotoxizität insbesondere das *vasculary leak syndrom* (VLS) mit der Entwicklung von generalisierten Ödemen eine therapeutisch erwünschte weitere Dosissteigerung verhindert. Vielversprechender scheint hier die gentechnische Produktion rekombinanter Fusionstoxine. Ein derartiges Konstrukt, der anti-CD25 Antikörper (anti-Tac(Fv)-PE38 (LMB-2)), wurde bereits klinisch getestet und zeigt bei guter Verträglichkeit Wirksamkeit bei CD25 positiven Lymphomen [56,57].

1.6.5.3. Zytostatika-Immunkonjugate

Neben den genannten Toxinen lassen sich auch bekannte zytotoxische Medikamente, die ihre Wirkung während der Teilungsphase der Zelle entfalten, zur Kopplung an Antikörper verwenden. Die Konstrukte werden Zytostatika-Immunkonjugate (*drug-immunoconjugates*) genannt. Hierzu zählt der Calicheamycin gekoppelte anti-CD33 Antikörper **Gemtuzumab Ozogamicin** (CMA-676), der von der FDA im Jahr 2000 zur Therapie der rezidivierten akuten myeloischen Leukämie bei Patienten über 60 Jahren zugelassen wurde [58].

1.6.6. Bispezifische Antikörper

Unter dem Begriff der bispezifischen Antikörper werden Konstrukte zusammengefasst, die das Prinzip teilen, über zwei Antigenbindungsstellen einerseits die Zielzelle und andererseits gleichzeitig spezifisch eine immunologische Effektorzelle zu binden. In Abhängigkeit von dem Produktionsverfahren handelt es sich dabei um vollständige Antikörper (Quadroma-Technik), chemisch gekoppelte Antigen-bindende Fragmente oder gentechnisch gewonnene scFvs (☞ Abb. 1.5 und 1.6). Aufgrund der aufwendigen Produktion sind klinische Erfahrungen auf relativ kleine Studien beschränkt. Als Effektoren wurden initial T- und NK-Zellen avisiert. Die T-Zell Antwort ist jedoch kaum vorhersagbar, da sie von kostimulatorischen und regulatorischen Mechanismen kontrolliert wird (beispielsweise via CD4/8, CD11a, CD28, CTLA-4). Trotzdem sind einige dieser Konstrukte sehr effektiv, wie zum Beispiel ein gegen CD3xCD19 gerichtetes bispezifisches scFv, das bereits in Konzentrationen von weniger als 100 pg/ml deutliche Zytotoxizität gegen Lymphomzellen vermittelt und derzeit in einer klinischen Studie evaluiert wird [59]. NK-Zellen können durch Bindung an CD16, ein Epitop des FcγIII-Rezeptors, aktiviert werden. Dieser Ansatz wurde beim rezidivierten Hodgkin-Lymphomen in einer Phase I-Studie durchgeführt, wobei weiterführende Studien noch ausstehen [60]. Mit zunehmendem Verständnis der Physiologie der Immunantwort werden vermehrt Makrophagen und Antigen-präsentierende Zellen (APC) mit Hilfe bispezifischer Konstrukte rekrutiert. Hierzu bieten sich die Immunglobulin-Rezeptoren CD64 (FcγRI) und CD89 (FcαRI) an, die nach Bindung durch den Antikörper die monozytäre Zelle aktivieren. CD64 wird mit stimulatorischen Eigenschaften auf verschiedenen Effektorzellen exprimiert (Monozyten, Makrophagen, APCs, neutrophile Granulozyten). Theoretisch können nach Bindung und Phagozytose der Zielzelle Tumorantigene auf diesem Weg anderen immunkompetenten Zellen präsentiert werden und eine komplexe Immunreaktion auslösen. Der klinische Beweis hierfür steht jedoch noch aus, wenngleich bereits einige bispezifische Konstrukte im klinischen Einsatz bei guter Tolerabilität Wirksamkeit gezeigt haben [61,62].

1.7. Zusammenfassung und Ausblick

Nach einem Jahrhundert intensiver immunologischer Forschung und vielen Rückschlägen bei der Entwicklung therapeutischer Antikörper ist es in den letzten wenigen Jahren zu einem sprunghaften Anstieg effektiver Konstrukte gekommen. Antikörper befinden sich bereits in so unterschiedlichen Gebieten wie der Infektiologie, Kardiologie, Immunologie, Transplantationsmedizin und der Onkologie in der klinischen Anwendung. Aktuell erweitern neue Techniken das Arsenal und die Verfügbarkeit von neuen Konstrukten. Über das "human genome project" werden zahlreiche neue Antigene definiert und der Therapie zugänglich gemacht. Diese technischen Fortschritte sollten die Entwicklung innovativer Therapiestrategien erleichtern. So scheint es heute keinesfalls weiter utopisch, die Regulation des Zellwachstums durch Modulation von Wachstumsfaktoren, Zytokinen, Chemokinen und ihren Rezeptoren gezielt zu beeinflussen. In der Onkologie könnte insbesondere durch die Rekrutierung geeigneter Effektorzellen eine komplexe Immunantwort induziert oder eine bereits existierende antitumoröse Immunantwort verstärkt werden. Die Komplexität des Immunsystems wird bei dieser Entwicklung sicher immer wieder neu Fragen aufwerfen und Raum für neue Ansätze bieten. Die Fortschritte der letzten wenigen Jahre auf dem Gebiet der Antikörper-Therapie sind vielversprechend und die Medizin nähert sich dem Ziel, von der EHRLICH 1900 in der Croonian Lecture sagte:"...*we no longer find ourselves lost on a boundless sea, but we have already caught a distinct glimpse of the land which we hope, nay, which we expect, will yield rich treasures for biology and therapeutics*" [2].

1.8. Literatur

1. Behring EK. Ueber das Zustandekommen der Diphterie-Immunität und der Tetanuns-Immunität bei Thieren. Deutsche Medicinische Wochenschrift 1890:1113-1114.

2. Ehrlich P. On Immunitiy with Special Reference to Cell Life. Proc. R. Soc. 1900; 66:424-48.

3. Porter RR. The structure of antibodies. The basic pattern of the principal class of molecules that neutralize antigens (foreign substances in the body) is four cross-linked chains. This pattern is modified so that antibodies can fit different antigens. Sci Am 1967; 217:81-7 passim.

4. Edelman GM, Gall WE, Waxdal MJ, Konigsberg WH. The covalent structure of a human gamma G-immunoglobulin. I. Isolation and characterization of the whole molecule, the polypeptide chains, and the tryptic fragments. Biochemistry 1968; 7:1950-8.

5. Kohler G, Milstein C. Continuous cultures of fused cells secreting antibody of predefined specificity. Nature 1975; 256:495-7.

6. Miller RA, Maloney DG, Warnke R, Levy R. Treatment of B-cell lymphoma with monoclonal anti-idiotype antibody. N Engl J Med 1982; 306:517-22.

7. Wilde MI, Goa KL. Muromonab CD3: a reappraisal of its pharmacology and use as prophylaxis of solid organ transplant rejection. Drugs 1996; 51:865-94.

8. Vose JM, Wahl RL, Saleh M, et al. Multicenter phase II study of iodine-131 tositumomab for chemotherapy-relapsed/refractory low-grade and transformed low-grade B-cell non-Hodgkin's lymphomas. J Clin Oncol 2000; 18:1316-23.

9. Chester KA, Hawkins RE. Clinical issues in antibody design. Trends Biotechnol 1995; 13:294-300.

10. Sequences of Proteins of Immunological Interest. In: Kabat EA, Wu T, Reid-Miller M, Perry H, Gottesman KS, eds, 1991.

11. Orlandi R, Gussow DH, Jones PT, Winter G. Cloning immunoglobulin variable domains for expression by the polymerase chain reaction. Proc Natl Acad Sci U S A 1989; 86:3833-7.

12. Sblattero D, Bradbury A. A definitive set of oligonucleotide primers for amplifying human V regions. Immunotechnology 1998; 3:271-8.

13. Banfield MJ, King DJ, Mountain A, Brady RL. VL:VH domain rotations in engineered antibodies: crystal structures of the Fab fragments from two murine antitumor antibodies and their engineered human constructs. Proteins 1997; 29:161-71.

14. Bruggemann M, Taussig MJ. Production of human antibody repertoires in transgenic mice. Curr Opin Biotechnol 1997; 8:455-8.

15. Fishwild DM, O'Donnell SL, Bengoechea T, et al. High-avidity human IgG kappa monoclonal antibodies from a novel strain of minilocus transgenic mice. Nat Biotechnol 1996; 14:845-51.

16. Tomizuka K, Shinohara T, Yoshida H, et al. Double trans-chromosomic mice: maintenance of two individual human chromosome fragments containing Ig heavy and kappa loci and expression of fully human antibodies. Proc Natl Acad Sci U S A 2000; 97:722-7.

17. Vaughan TJ, Osbourn JK, Tempest PR. Human antibodies by design. Nat Biotechnol 1998; 16:535-9.

18. Trill JJ, Shatzman AR, Ganguly S. Production of monoclonal antibodies in COS and CHO cells. Curr Opin Biotechnol 1995; 6:553-60.

19. Nieba L, Honegger A, Krebber C, Pluckthun A. Disrupting the hydrophobic patches at the antibody variable/constant domain interface: improved in vivo folding and physical characterization of an engineered scFv fragment. Protein Eng 1997; 10:435-44.

20. Barth S, Huhn M, Matthey B, Klimka A, Galinski EA, Engert A. Compatible-solute-supported periplasmic expression of functional recombinant proteins under stress conditions. Appl Environ Microbiol 2000; 66:1572-9.

21. Bessette PH, Aslund F, Beckwith J, Georgiou G. Efficient folding of proteins with multiple disulfide bonds in the Escherichia coli cytoplasm. Proc Natl Acad Sci U S A 1999; 96:13703-8.

22. Khoudi H, Laberge S, Ferullo JM, et al. Production of a diagnostic monoclonal antibody in perennial alfalfa plants. Biotechnol Bioeng 1999; 64:135-43.

23. Yang XD, Corvalan JR, Wang P, Roy CM, Davis CG. Fully human anti-interleukin-8 monoclonal antibodies: potential therapeutics for the treatment of inflammatory disease states. J Leukoc Biol 1999; 66:401-10.

24. Tobinai K, Kobayashi Y, Narabayashi M, et al. Feasibility and pharmacokinetic study of a chimeric anti-CD20 monoclonal antibody (IDEC-C2B8, rituximab) in relapsed B-cell lymphoma. The IDEC-C2B8 Study Group. Ann Oncol 1998; 9:527-34.

25. Dowell JA, Berger MS, King SP, Korth-Bradley J, Liu H. The pharmacokinetics of Gemtuzumab ozogamicin: An antibody-targeted chemotherapy agent for relapsed acute myeloid leukemia. Blood 2000; 96:120a.

26. Yu B, Carrasquillo J, Milenic D, et al. Phase I trial of iodine 131-labeled COL-1 in patients with gastrointestinal malignancies: influence of serum carcinoembryonic antigen and tumor bulk on pharmacokinetics. J Clin Oncol 1996; 14:1798-809.

27. Jain RK, Baxter LT. Mechanisms of heterogeneous distribution of monoclonal antibodies and other macromolecules in tumors: significance of elevated interstitial pressure. Cancer Res 1988; 48:7022-32.

28. Riethmuller G, Schneider-Gadicke E, Schlimok G, et al. Randomised trial of monoclonal antibody for adjuvant therapy of resected Dukes' C colorectal carcinoma. German Cancer Aid 17-1A Study Group [see comments]. Lancet 1994; 343:1177-83.

29. Morgan BP. Regulation of the complement membrane attack pathway. Crit Rev Immunol 1999; 19:173-98.

30. Markham A, Lamb HM. Infliximab: a review of its use in the management of rheumatoid arthritis. Drugs 2000; 59:1341-59.

31. Foster RH, Wiseman LR. Abciximab. An updated review of its use in ischaemic heart disease. Drugs 1998; 56:629-65.

32. Thistlethwaite JR, Nashan B, Hall M, Chodoff L, Lin TH. Reduced acute rejection and superior 1-year renal allograft survival with basiliximab in patients with diabetes mellitus. The Global Simulect Study Group. Transplantation 2000; 70:784-90.

33. Wiseman LR, Faulds D. Daclizumab: a review of its use in the prevention of acute rejection in renal transplant recipients. Drugs 1999; 58:1029-42.

34. Beniaminovitz A, Itescu S, Lietz K, et al. Prevention of rejection in cardiac transplantation by blockade of the interleukin-2 receptor with a monoclonal antibody. N Engl J Med 2000; 342:613-9.

35. Sorrentino M, Powers T. Effectiveness of palivizumab: evaluation of outcomes from the 1998 to 1999 respiratory syncytial virus season. The Palivizumab Outcomes Study Group. Pediatr Infect Dis J 2000; 19:1068-71.

36. Clynes RA, Towers TL, Presta LG, Ravetch JV. Inhibitory Fc receptors modulate in vivo cytoxicity against tumor targets. Nat Med 2000; 6:443-6.

37. Vuist WM, Levy R, Maloney DG. Lymphoma regression induced by monoclonal anti-idiotypic antibodies

correlates with their ability to induce Ig signal transduction and is not prevented by tumor expression of high levels of bcl-2 protein. Blood 1994; 83:899-906.

38. Cragg MS, French RR, Glennie MJ. Signaling antibodies in cancer therapy. Curr Opin Immunol 1999; 11:541-7.

39. Tiwari RK, Borgen PI, Wong GY, Cordon-Cardo C, Osborne MP. HER-2/neu amplification and overexpression in primary human breast cancer is associated with early metastasis. Anticancer Res 1992; 12:419-25.

40. Kallioniemi OP, Holli K, Visakorpi T, Koivula T, Helin HH, Isola JJ. Association of c-erbB-2 protein overexpression with high rate of cell proliferation, increased risk of visceral metastasis and poor long-term survival in breast cancer. Int J Cancer 1991; 49:650-5.

41. Burris HA. Docetaxel (Taxotere) in HER-2-positive patients and in combination with trastuzumab (Herceptin). Semin Oncol 2000; 27:19-23.

42. Shak S. Overview of the trastuzumab (Herceptin) anti-HER2 monoclonal antibody clinical program in HER2-overexpressing metastatic breast cancer. Herceptin Multinational Investigator Study Group. Semin Oncol 1999; 26:71-7.

43. Goldenberg MM. Trastuzumab, a recombinant DNA-derived humanized monoclonal antibody, a novel agent for the treatment of metastatic breast cancer. Clin Ther 1999; 21:309-18.

44. Pegram MD, Lipton A, Hayes DF, et al. Phase II study of receptor-enhanced chemosensitivity using recombinant humanized anti-p185HER2/neu monoclonal antibody plus cisplatin in patients with HER2/neu-overexpressing metastatic breast cancer refractory to chemotherapy treatment. J Clin Oncol 1998; 16:2659-71.

45. Press OW, Shan D, Howell-Clark J, et al. Comparative metabolism and retention of iodine-125, yttrium-90, and indium-111 radioimmunoconjugates by cancer cells. Cancer Res 1996; 56:2123-9.

46. Kaminski MS, Estes J, Zasadny KR, et al. Radioimmunotherapy with iodine (131)I tositumomab for relapsed or refractory B-cell non-Hodgkin lymphoma: updated results and long-term follow-up of the University of Michigan experience. Blood 2000; 96:1259-66.

47. Witzig TE, White CA, Wiseman GA, et al. Phase I/II trial of IDEC-Y2B8 radioimmunotherapy for treatment of relapsed or refractory CD20(+) B-cell non-Hodgkin's lymphoma. J Clin Oncol 1999; 17:3793-803.

48. Sgouros G, Ballangrud AM, Jurcic JG, et al. Pharmacokinetics and dosimetry of an alpha-particle emitter labeled antibody: 213Bi-HuM195 (anti-CD33) in patients with leukemia. J Nucl Med 1999; 40:1935-46.

49. Behr TM, Wormann B, Gramatzki M, et al. Low- versus high-dose radioimmunotherapy with humanized anti-CD22 or chimeric anti-CD20 antibodies in a broad spectrum of B cell-associated malignancies. Clin Cancer Res 1999; 5:3304s-3314s.

50. Juweid ME, Stadtmauer E, Hajjar G, et al. Pharmacokinetics, dosimetry, and initial therapeutic results with 131I- and (111)In-/90Y-labeled humanized LL2 anti-CD22 monoclonal antibody in patients with relapsed, refractory non-Hodgkin's lymphoma. Clin Cancer Res 1999; 5:3292s-3303s.

51. Behr TM, Memtsoudis S, Vougioukas V, et al. Radioimmunotherapy of colorectal cancer in small volume disease and in an adjuvant setting: preclinical evaluation in comparison to equitoxic chemotherapy and initial results of an ongoing phase-I/II clinical trial. Anticancer Res 1999; 19:2427-32.

52. Stone MJ, Sausville EA, Fay JW, et al. A phase I study of bolus versus continuous infusion of the anti-CD19 immunotoxin, IgG-HD37-dgA, in patients with B-cell lymphoma. Blood 1996; 88:1188-97.

53. Sausville EA, Headlee D, Stetler-Stevenson M, et al. Continuous infusion of the anti-CD22 immunotoxin IgG-RFB4-SMPT-dgA in patients with B-cell lymphoma: a phase I study. Blood 1995; 85:3457-65.

54. Grossbard ML, Fidias P, Kinsella J, et al. Anti-B4-blocked ricin: a phase II trial of 7 day continuous infusion in patients with multiple myeloma. Br J Haematol 1998; 102:509-15.

55. Schnell R, Vitetta E, Schindler J, et al. Treatment of refractory Hodgkin's lymphoma patients with an anti-CD25 ricin A-chain immunotoxin. Leukemia 2000; 14:129-35.

56. Kreitman RJ, Wilson WH, White JD, et al. Phase I trial of recombinant immunotoxin anti-Tac(Fv)-PE38 (LMB-2) in patients with hematologic malignancies. J Clin Oncol 2000; 18:1622-36.

57. Kreitman RJ, Wilson WH, Bergeron K, et al. Efficacy of the anti-CD22 recombinant immunotoxin BL22 in chemotherapy-resistant hairy-cell leukemia. N Engl J Med 2001; 345:241-7.

58. Bernstein ID. Monoclonal antibodies to the myeloid stem cells: therapeutic implications of CMA-676, a humanized anti-CD33 antibody calicheamicin conjugate. Leukemia 2000; 14:474-5.

59. Loffler A, Kufer P, Lutterbuse R, et al. A recombinant bispecific single-chain antibody, CD19 x CD3, induces rapid and high lymphoma-directed cytotoxicity by unstimulated T lymphocytes. Blood 2000; 95:2098-103.

60. Hartmann F, Renner C, Jung W, et al. Treatment of refractory Hodgkin's disease with an anti-CD16/CD30 bispecific antibody. Blood 1997; 89:2042-7.

61. Borchmann P, Schnell R, Fuss I, Manzke O, Davis T, Lewis LD, Behnke D, Wickenhauser C, Schiller P, Diehl

V, Engert A. Phase 1 trial of the novel bispecific molecule H22xKi-4 in patients with refractory Hodgkin lymphoma. Blood. 2002; 100:3101-7 .

62. Curnow RT. Clinical experience with CD64-directed immunotherapy. An overview. Cancer Immunol Immunother 1997; 45:210-5.

Immunphänotypisierung akuter Leukämien

2. Immunphänotypisierung akuter Leukämien

Dieser Artikel wurde für die Fortbildung und Lehre i.R. des Kompetenznetzwerks "Akute und chronische Leukämien", Teilprojekt 4 (Zentrale Immunphänotypisierung) erstellt.

2.1. Einleitung

Die Klassifizierung akuter Leukämien beruht auf morphologischen, zytochemischen und immunphänotypischen Kriterien, die erstmals 1976 von der FAB-Gruppe (French-American-British) sowohl für die akuten myeloischen Leukämien als auch für die akuten lymphatischen Leukämien definiert wurden [1-5].

Bei den akuten myeloischen Leukämien werden bei dieser Klassifizierung anhand von Linienzugehörigkeit und Differenzierung der Blasten acht Subgruppen, von der undifferenzierten AML-M0 bis zur megakaryozytär differenzierten AML-M7, unterschieden.

Nachdem neben den morphologischen und immunologischen auch zytogenetische Daten (MIC-Klassifikation) Berücksichtigung bei der Klassifizierung akuter Leukämien fanden, haben sich durch den routinemäßigen Einsatz zytogenetischer und molekularbiologischer Untersuchungen zum Teil entscheidende neue Einsichten und Erkenntnisse zur Pathogenese der verschiedenen Krankheitsentitäten ergeben, die wesentlichen Einfluss haben auf die Konzeption moderner Behandlungsstrategien und sich auch in der WHO-Klassifikation akuter Leukämien niedergeschlagen haben [6-10].

Die morphologischen Kriterien der FAB-Klassifikation der ALL (Subtyp: L1 bis L3) werden der biologischen Heterogenität der akuten lymphatischen Leukämien, mit der Ausnahme des L3-Subtyps, nicht gerecht, so dass die rein morphologische Klassifikation mit der Entwicklung immunologischer und zytogenetischer sowie molekularbiologischer Methoden sehr rasch ersetzt wurde und heute keine Bedeutung mehr hat. Die Bestimmung der Linienzugehörigkeit und des Differenzierungsstadiums akuter lymphatischer Leukämien wird heute zuverlässig und schnell mit Hilfe der durchflusszytometrischen Immunphänotypisierung leukämischer Blasten ermöglicht [11,12].

Außerdem haben, wie bei der AML auch, eine Vielzahl von molekularen Untersuchungen das Verständnis für die Pathogenese und biologische Vielfalt der Erkrankung gefördert, so dass klinisches Management und die Entwicklung neuer, rationaler Therapiestrategien auf diese Erkenntnisse zurückgreifen können. Inwieweit Genexpressionsanalysen mit Hilfe von DNA-Microarray-Technologie in Zukunft Einfluss haben werden auf die Identifizierung neuer Subtypen akuter Leukämien und die Entwicklung neuer Behandlungsstrategien bleibt abzuwarten [13,14].

2.2. Immunphänotypisierung

Während der letzten beiden Jahrzehnte hat die Immunphänotypisierung mittels Durchflusszytometrie einen wesentlichen Einfluss gehabt auf die Diagnose und das Management akuter Leukämien [12,15,16]. Bedingt durch die technischen Entwicklungen im Bereich der Laseroptik, Computertechnologie, Herstellung von monoklonalen Antikörpern und deren Konjugation mit einer Vielzahl unterschiedlicher Fluorochrome können heute zuverlässig 3- und 4-Farb-immunphänotypische Untersuchungen durchgeführt werden. Angesichts dieser technischen Errungenschaften kann die **multiparametrische Durchflusszytometrie (MFC)** als eine optimale Methode für die immunologische Diagnose hämatologischer Neoplasien angesehen werden und hat die immunzytologischen mikroskopischen Analysen nahezu vollständig ersetzt. In der Tat stellt die multiparametrische Durchflusszytometrie eine objektive, sensitive und schnelle Methode dar, mit der eine multivariate Analyse großer Zellpopulationen auf der Basis von Einzelmessungen durchgeführt werden kann, so dass diese Untersuchung als ein entscheidendes diagnostisches Instrument für die Beurteilung akuter und chronischer Leukämien, sowohl für die Diagnose als auch für die Beurteilung minimaler Resterkrankung angesehen wird [17].

In den meisten Studien, die den Einfluss der Immunphänotypisierung auf die Diagnose akuter Leukämien oder die Expression bestimmter Merkmale mit Therapieergebnissen bei akuten Leukämien korreliert haben, wurde eine Expression von Oberflächenmerkmalen von > 20 % und eine Expression > 10 % von intrazytoplasmatischen Merkmalen als positiv gewertet. Diese Grenzwerte wurden willkürlich gewählt und sind vielfach kritisiert worden, da sie nicht auf physiologischen Gegebenheiten beruhen, sondern hauptsächlich als bequemes Mittel für die Auswertung immunphänotypischer Daten dienen. Viele Studien, die in der Vergangenheit immunphänotypische Merkmale von akuten Leukämien mit der Prognose und mit klinischen Therapieergebnissen korreliert haben, waren 1- oder 2-Farb-Analysen. Diese Studien hatten und haben oftmals den Nachteil, keine genaue Differenzierung maligner leukämischer Zellen von normalen hämatopoetischen Zellen zu ermöglichen. Erst in den letzten Jahren hat sich gezeigt, dass mit Hilfe der multiparametrischen Durchflußzytometrie die 3- oder 4-Farb-Immunphänotypisierung zuverlässig in der Lage ist, eindeutige Subpopulationen maligner Zellen innerhalb komplexer Populationen zu differenzieren. Insbesondere für die Erkennung minimaler Resterkrankung und die Remissionsbeurteilung von akuten Leukämien hat sich dieses Vorgehen bewährt. Weitere Studien an akuten Leukämien müssen zeigen, ob mit diesem Vorgehen zusätzliche diagnostische und klinisch relevante Informationen gewonnen werden können und diskrete phänotypische Muster leukämischer Blasten, z.B. mit Hilfe der Untersuchung der Antigendichte und des Reaktionsmusters (homogen/heterogen) charakterisiert werden können [18,19].

2.2.1. Zytogenetische Charakterisierung

Die genetische Analyse akuter Leukämien ist obligater diagnostischer Bestandteil, der nicht nur die Diagnose bestätigen kann, sondern vor allen Dingen relevante prognostische Informationen liefert [9,20]. Für die zytogenetische Charakterisierung leukämischer Blasten stehen verschiedene Methoden zur Verfügung. Die chromosomale Bandenanalyse fasst alle zytogenetischen Aberrationen zusammen, die mit Hilfe der Lichtmikroskopie erkennbar sind. Submikroskopische Mutationen können durch die Fluoreszenz-*in situ*-Hybridisierung (FISH) erkannt werden. Des weiteren stehen mit dem Southern Blot oder der Polymerase Kettenreaktion (PCR) effektive molekularbiologische Methoden zur Verfügung, die aber voraussetzen, dass die genetische Aberration bereits durch die vorher genannten Methoden erkannt worden ist.

2.2.1.1. Die FAB-Klassifikation der AML

Die FAB-Klassifikation der AML enthält einen Algorithmus, der sich an bestimmten Schwellenwerten orientiert und 11 unterschiedliche Subtypen der akuten myeloischen Leukämie definiert (☞ Tab. 2.1). Diese strikten Definitionen der FAB-Klassifikation für die akuten myeloischen Leukämien enthalten aber keine primären biologischen Charakteristika. Hierzu müssen die morphologischen Merkmale mit zytogenetischen Daten und immunphänotypischen Mustern und auch molekulargenetischen Befunden korreliert werden.

AML	Merkmale
M0	Keine Ausreifung, MPO < 3 %, aber in der Immunphänotypisierung: Myeloische Marker positiv
M1	Blastenanteil ≥ 90 % aller nicht erythroiden Zellen, MPO > 3 %
M2	> 10 % myeloische Ausreifung jenseits des Promyelozyten, Monozyten < 20 %
M3	Die meisten Zellen sind deutlich abnorme, hypergranulierte Promyelozyten
M3v	Meist bilobulierte Blasten mit starker MPO-Positivität
M4	Myelomonozytäre Blasten, monozytäre Komponente > 20 %, aber < 80 %
M4Eo	Wie M4, aber mit abnormen Eosinophilen (> 5 %)
M5a	Monoblasten ≥ 80 % im Knochenmark
M5b	Monoblasten und Monozyten ≥ 80 % im Knochenmark
M6	Erythroblasten ≥ 50 % von allen kernhaltigen Zellen und ≥ 30 % nicht erythroide Blasten
M7	Immunphänotypisierung: Blasten exprimieren die megakaryozytären Marker CD61 und CD41

Tab. 2.1: FAB-Klassifikation der akuten myeloischen Leukämien.

■ Korrelation morphologischer und zytochemischer Merkmale mit der Immunphänotypisierung, Zytogenetik und Molekulargenetik akuter myeloischer Leukämien

Seit der ersten Publikation der FAB-Klassifikation im Jahre 1976 wurden unter dem Einfluss neuerer zytogenetischer und immunologischer Erkenntnisse mehrere Revisionen und Erneuerungen diskutiert und veröffentlicht, so dass nunmehr eine Korrelation spezifischer und sich wiederholender morphologischer Merkmale mit zytogenetischen und immunphänotypischen Befunden möglich geworden ist. Bei den akuten myeloischen Leukämien hat dies insbesondere dazu geführt, dass spezifische morphologische Details mit zytogenetischen Befunden korreliert werden konnten:

- AML-M2 (oder M1) mit Dysgranulopoese und gesteigertem Anteil normaler Eosinophiler, reifen Typ II und Typ III Blasten mit langen, nadelartigen Auerstäbchen ist zytogenetisch häufig mit der t(8;21) assoziiert

- Die AML-M2 mit Basophilie und ansonsten typischer M2-Morphologie fand sich häufig mit der t(6;9) korreliert

- Die AML-M2 mit einer gesteigerten Anzahl von Megakaryozyten, die meist 2 kleine Kerne enthalten und oft mit normalen oder erhöhten Thrombozytenzahlen einhergeht, ist häufig bei Patienten mit inv(3)(q21q26) anzutreffen

- Die AML-M3 und ihre Variantform (AML-M3v) tragen dieselbe zytogenetische Aberration in Form der t(15;17)

- Die AML-M4 mit abnormer Eosinophilie (M4Eo) ist assoziiert mit der inv(16) oder t(16;16). Im Gegensatz zu normalen Eosinophilen tragen die abnormen Eosinophilen große basophile Granula und zeigen eine abnorme granuläre Positivität für CAE

- Patienten mit AML-M4 oder M5 mit dem Bild der Erythrophagozytose tragen oftmals eine t(8;16)

- Weitere Korrelationen wurden bei Patienten mit dysplastischer Granulopoese und Pseudo-Pelger-Huët Anomalie gesehen. Hier fanden sich gelegentlich Veränderungen des Chromosoms 17p unter Einbeziehung des p53-Gens

- Bei Patienten mit monozytären akuten myeloischen Leukämien (M4, M5) fand sich häufig eine Beteiligung des Chromosoms 11q23

Die stärkste Korrelation zwischen Zytomorphologie und Zytogenetik besteht sicherlich bei der AML-M3 und ihrer Variantform sowie der AML-M4eo. Alle anderen Assoziationen waren weniger schwach ausgebildet.

■ Immunphänotypisierung der akuten myeloischen Leukämie

Für die Diagnose undifferenzierter oder megakaryozytär-differenzierter akuter myeloischer Leukämien ist die durchflusszytometrische Immunphänotypisierung essentiell, insbesondere dann, wenn zusätzlich eine Koexpression lymphatischer Merkmale besteht [3,5,21,22]. Hilfreich ist die Immunphänotypisierung außerdem in der Differenzierung von monozytär-differenzierten akuten myeloischen Leukämien und undifferenzierten AML-M0/M1 Subtypen sowie granulozytär-differenzierten, z.B. AML-M2/M3 Subtypen [23-25]. Die diagnostische Wertigkeit und Sensitivität umfassender Antikörperpanel, die sowohl linienspezifische myeloische, linienspezifische lymphatische und Progenitorzell-assoziierte Antigene erfasst, konnte sowohl für die akuten myeloischen Leukämien im Kindesalter, als auch beim Erwachsenen gezeigt werden.

Obwohl keiner der linienspezifischen myeloischen Antikörper die leukämischen Blasten aller Patienten mit AML erfassen kann, werden durch die Anwendung einer Kombination von 3 panmyeloischen Merkmalen (z.B. CD13, CD33, CD65) und eines Antikörpers gegen Myeloperoxidase, der sowohl die proenzymatische und die enzymatische Form der MPO erkennt, nahezu alle Patienten mit AML identifiziert. Versuche die immunphänotypischen Merkmale der verschiedenen AML Subtypen mit der FAB-Klassifikation zu korrelieren, waren zumeist nicht erfolgreich, denn obwohl einige AML Subtypen, wie z.B. die AML-M3, charakteristische Expressionsmuster aufweisen, gibt es nur wenige zuverlässige und beständige Korrelationen zwischen Morphologie und Immunphänotyp (☞ Tab. 2.2). Deshalb können Fälle mit identischen Antigenexpressionsmustern zu unterschiedlichen FAB Subtypen gehören und unterschiedliche immunphänotypische Merkmale können auch beim selben FAB Subtyp beobachtet wer-

2.2. Immunphänotypisierung

Antigen	FAB-Klassifikation						
	M0	M2 t(8;21)	M3 t(15;17)	M4Eo Inv16	M5	M5 t(9;11)	M7
MPO	+/-	+	+	+	-/+	-	-
CD2	-			+/-			
CD13	+/-	+	+	+	+/-	-	+/-
CD14	-	-	-	+/-	+/-	-	-
CD15	-	+/-	-/+	+/-		+	-
CD19	-	+/-					
CD33	+/-	+/-	+	+	+	+	+
CD34	+/-	+/-					
CD56		+/-	-/+	-/+			
CD61	-	-	-	-	-	-	+
CD64	-	-	+/-	+	+	+	
CD65s	-/+	+/-	-/+	+	+/-	+	+/-
CD117	+/-	+/-	-/+	+/-	-/+		
HLA-DR	+/-	+	-	+	+	+	+/-

Tab. 2.2: Immunologische und zytogenetische Merkmale akuter myeloischer Leukämien in Korrelation zum FAB-Subtyp.
-   = Antigen nicht exprimiert
-/+ = Antigen nur in < 50 % der Fälle exprimiert
+/- = Antigen in der Mehrzahl der Fälle exprimiert
+   = Antigen exprimiert
Offene Felder stellen nur eine partielle Expression dar, die ohne Spezifität für die Diagnose ist oder für die noch keine zuverlässigen Daten vorliegen.

den. Die Interpretation immunphänotypischer Daten bei der akuten myeloischen Leukämie kann verwirrend sein, weil sich leukämische Blasten sowohl im Knochenmark als auch im peripheren Blut häufig mit normalen hämatopoetischen Zellen mischen und die Blastenpopulation in ihrem Expressionsmuster oftmals heterogen ist. Deshalb wurden verschiedene multiparametrische durchflußzytometrische Techniken entwickelt, die eine genaue Identifizierung leukämischer Zellen ermöglichen. Hierzu gehört vor allem die Darstellung der Zellpopulationen im CD45 gegen Seitwärts Streulicht-Diagramm [26,27]. In dieser Darstellung können die einzelnen Zellpopulationen wie z.B. Granulozyten, Monozyten, Lymphozyten und blastäre Zellen anhand ihrer charakteristischen Expression von CD45 (niedrig/mittel/stark) und ihrer Streulichteigenschaften (Granulation) zumeist sicher erkannt und weiter analysiert werden. Myeloische Blastenpopulationen stellen sich so oftmals mit niedrigem Streulicht und niedriger CD45-Expression dar. Mit der zunehmenden Anwendung multiparametrischer Immunphänotypisierungen ließ sich außerdem zeigen, dass die leukämischen Blasten ein von normalen Knochenmarkzellen deutlich zu unterscheidendes Antigenexpressionsprofil zeigen. Diese asynchronen oder aberranten Antigenexpressionsmuster sind wahrscheinlich durch genetische Veränderungen oder eine gestörte Proteinregulation bedingt und erweisen sich als wertvolle Verlaufsparameter für die Remissionsbeurteilung und den Nachweis minimaler Resterkrankung [28-30]. Im folgenden sollen nun die verschiedenen immunphänotypischen Merkmale der AML-Subtypen der FAB-Klassifikation im Zusammenhang mit zytogenetischen Veränderungen beschrieben werden.

▶ Undifferenzierte AML (AML-M0)

Der AML-M0 Subtyp macht ca. 3-6 % aller AML im Kindesalter und ca. 10 % aller AML bei Erwachsenen aus. Die Diagnose der undifferenzierten AML kann aber nicht alleine aufgrund morphologischer Kriterien gestellt werden, sondern bedarf zytochemischer und immunphänotypischer Zusatzuntersuchungen. Die von der FAB-Gruppe 1991 aufgeführten zytochemischen, morphologischen und immunphänotypischen Kriterien der AML-M0 beinhalten die positive zytochemische Reaktion für MPO und Sudan-Schwarz, den fehlenden Nachweis einer lymphatischen Differenzierung durch die Immunphänotypisierung und die Expression myeloischer Antigene (z.B. CD13 oder CD33) oder den Nachweis von MPO durch die Immunphänotypisierung und/oder die Elektronenmikroskopie [5]. Die zunehmende Verfügbarkeit linienspezifischer Merkmale für die Immunphänotypisierung hat zu einer noch strengeren Auslegung dieser Kriterien geführt, insofern als das für die Diagnose AML-M0 keine linienspezifischen lymphatischen Merkmale (CD3, CD22, CD79a, TZR-α/β) und keine megakaryozytären Antigene (z.B. CD41, CD61) exprimiert sein dürfen [31]. Die meisten Fälle von AML-M0 exprimieren die frühen myeloischen Merkmale CD13, CD33 und CD65 sowie Progenitorzell-assoziierte Merkmale wie HLA-DR, CD7, CD34 und CD117, wohingegen granulo-monozytäre Differenzierungsmerkmale wie CD14 oder CD15 nur sehr selten exprimiert sind. Bei Fällen, in denen keine Expression von CD13 oder CD33 nachgewiesen werden konnte, haben sich die anti-MPO Antikörper als zuverlässig in der Erkennung von minimal-myeloisch-differenzierten Leukämien erwiesen. Mehr als 80 % aller M0-Fälle haben einen komplexen Immunphänotyp mit Expression von myeloischen und nicht linienrestringierten lymphatischen Markern, wie z.B. CD2, CD4, CD7, CD19 und TdT, womit allerdings eine eindeutige myeloische Linienzugehörigkeit nicht immer möglich ist und gegebenenfalls auch die Diagnose einer biphänotypischen akuten Leukämie gestellt werden muss [22]. Der Nachweis einer Vielzahl von klonalen Veränderungen, wie z.B. Anomalien des Chromosoms 5, Trisomie 8 oder Trisomie 13, reflektiert die biologische Heterogenität dieser Krankheitsentität und sind ein weiterer Beweis dafür, dass hier nicht ein einheitlicher Subtyp vorliegt, sondern ein ganzes Spektrum unterschiedlicher maligner myeloischer Prozesse in dieser Gruppe zusammengefasst wird.

▶ AML-M2/t(8;21)

Die charakteristischen immunphänotypischen Merkmale der AML-M2 mit t(8;21) wurden in vielen Studien beschrieben und bestehen in der Expression von CD13, CD15, CD33, CD34, CD65, HLA-DR und der häufigen Koexpression des B-lymphatischen Merkmals CD19 sowie dem neuralen Zell-Adhäsionsmolekül CD56 [32-34]. In einigen Fällen kann aber auch eine asynchrone Expression von CD13 und CD33 im Vergleich zum MPO-Nachweis mittels Zytochemie oder Durchflusszytometrie auftreten. Bei der Charakterisierung der Blastenpopulation über die Koexpression von CD19 und/oder CD56 bei der AML-M2 mit t(8;21) muss die inkonsistente Expression dieses aberranten phänotypischen Merkmals berücksichtigt werden, so dass oftmals spezielle Auswertungsstrategien oder aber auch unterschiedliche CD19-Antikörper eingesetzt werden müssen.

▶ Akute Promyelozyten-Leukämie mit t(15;17)

Die immunphänotypischen Merkmale der akuten Promyelozyten-Leukämie mit t(15;17) sind keineswegs immer eindeutig und beinhalten sowohl die schwache als auch die fehlende Expression von HLA-DR, CD7, CD14, CD15 und CD34, sowie die variable Expression von CD11b, CD65 und CD117 [35, 36]. Außerdem liegt oft eine nur geringe Expression von CD64 bei deutlicher Ausprägung der frühen myeloischen Merkmale CD13, CD33 und von CD9, CD68 und MPO vor. In den letzten Jahren hat sich die Sensitivität und Spezifität der immunphänotypischen Diagnostik der APL, insbesondere bei AML-M3-variant und bei den seltenen Fällen t(15;17)-positiver Leukämien, die morphologisch einer AML-M1 oder AML-M2 ähneln, durch die Kombination von drei phänotypischen Kriterien deutlich verbessert: Nachweis einer singulären Blastenpopulation, heterogenes Expressionsmuster für CD13 und ein charakteristisches Expressionsmuster für die Kombination von CD34/CD15 [29]. Außerdem stehen jetzt Antikörper zur Verfügung, die sich gegen das PML-Protein richten [37]. Besonders hilfreich hat sich die Immunphänotypisierung auch in den Fällen erwiesen, in denen morphologisch nicht sicher zwischen einer monozytären Leukämie und der mikrogranulären Variantform der APL unterschieden werden kann, die im Gegensatz zur AML-M4 oder M5 normalerweise keine Expression von CD4, CD14, CD36 und HLA-DR aufweist. Durch die Korrelation morphologischer Merkmale mit molekulargenetischen Befunden und dem klinischen Verlauf ließ sich auch für diese Entität der

AML eine biologische und klinische Heterogenität zeigen, die sich zumindest teilweise auch im Immunphänotyp niederschlägt. So findet sich z.B. eine deutliche Assoziation der M3v-Morphologie mit dem immunphänotypischen Merkmal einer CD2-Koexpression und dem molekularbiologischen Nachweis des BCR3-Bruchpunktes auf dem PML-Gen. In dieser Konstellation findet sich auch häufig eine verstärkte Expression von CD56. Interessanterweise hat der klinische Verlauf dieser Leukämien gezeigt, dass die CD2-positive APL mit einer deutlich besseren Prognose einhergeht als die CD56-positive APL [38-41].

▶ AML-M4Eo

Mit Hilfe der Durchflusszytometrie lassen sich hier Blastenpopulationen differenzieren, die eine starke Expression der pan-myeloischen und granulozytären Merkmale, oder der monozytären Merkmale, insbesondere CD4, CD13, CD14, CD15, CD33 und CD65 aufweisen. Ähnlich wie bei der AML-M2 mit t(8;21) findet sich bei der AML-M4Eo auch oft eine deutliche Positivität von CD34 bei fehlender Expression von CD7. Gelegentlich lässt sich bei der AML-M4Eo mit inv(16) oder t(16;16) auch eine aberrante Koexpression von CD2 auf der Blastenpopulation nachweisen [42]. Die seit kurzem zur Verfügung stehenden moAk gegen das chimäre CBFβ-MYH11 Protein ermöglichen den Nachweis von Blastenpopulationen mit inv(16) nunmehr auch mittels durchflusszytometrischer Analysen [43].

▶ AML-M5 mit 11q23-Aberrationen

Bei myelomonozytären Leukämien mit Umlagerungen des MLL-Gens, insbesondere bei der t(9;11) findet sich eine deutliche Expression von HLA-DR, CD33, CD65, CD4, und eine Koexpression von CD56, wohingegen andere myeloische Merkmale, wie z.B. CD13 und CD14, aber auch das Progenitorzellmerkmal CD34, wesentlich weniger häufig exprimiert sind [44-46]. Von zusätzlicher Bedeutung ist der monoklonale Antikörper 7.1, der mit dem humanen NG2-Molekül reagiert. In mehreren Studien ließ sich eine deutliche Korrelation der Expression des NG2- Moleküls mit der FAB-M4/M5-Morphologie und 11q23-Genumlagerungen nachweisen, so dass mit diesem Antikörper ein sensitiver, aber nicht vollkommen spezifischer Marker für die Diagnose von AML mit 11q23-Aberrationen vorliegt [44]. Außerdem kann für die Erkennung monozytär differenzierter AML die Darstellung der CD45-, CD14- und CD64-Expression gegen das logarithmisch aufgetragene Seitwärtsstreulicht (SSC) sehr hilfreich sein.

▶ AML mit megakaryozytärer Differenzierung

Die Differenzierung der AML-M7 von akuten lymphatischen Leukämien, von der AML-M0 oder von Rundzelltumoren (z.B. Sarkome) ist durch die Morphologie und Zytochemie alleine nicht möglich. Hier muss entweder durch die Immunphänotypisierung, Immunhistologie (APAAP), oder durch die Elektronenmikroskopie eine megakaryozytäre Differenzierung nachgewiesen werden [47,48]. Blasten der AML-M7 exprimieren vor allem die megakaryozytären Merkmale CD61, CD41a und weniger häufig CD42b. Außerdem finden sich myeloische und Progenitorzellmerkmale wie CD33, CD34, CD36, CD4, HLA-DR und eine lymphatische Koexpression von CD7 und CD2.

▶ Prognostische Bedeutung der Immunphänotypisierung bei der AML

Welchen Beitrag die Immunphänotypisierung akuter myeloischer Leukämien für die prognostische Einschätzung, insbesondere für die Rate kompletter Remissionen oder das Gesamt-Überleben bei dieser Erkrankung leisten kann, wird vielfach kontrovers diskutiert [35,49-51]. Es gibt Studien, die einen prognostisch ungünstigen Effekt für die Expression von CD7, CD9, CD11b, CD13, CD14, HLA-DR, CD34 und TdT gezeigt haben, wohingegen die Expression anderer Moleküle (z.B. CD15, CD65, CD2) mit einer eher günstigeren Prognose korreliert waren. Widersprüchliche Ergebnisse fanden sich für die Expression von CD34, CD2, CD7 und TdT [52-54]. Die Vergleichbarkeit dieser Studien ist durch methodische Unterschiede, einschließlich der Auswahl der Antikörper und der Definition der Schwellenwerte erheblich erschwert, wenn nicht unmöglich.

Angesichts dieser widersprüchlichen Ergebnisse muss die Korrelation der Expression einzelner Antigene mit dem klinischen Verlauf der Erkrankung auch in Frage gestellt werden, zumal sich gezeigt hat, dass die Expression bestimmter Antigene sowohl mit prognostisch günstigen, aber auch mit prognostisch ungünstigen genetischen Aberrationen einhergehen kann. So findet man z.B. bei Leukämien mit t(8;21), inv16, Chromosom 5 und 7

Aberrationen häufiger eine Positivität von CD34 und eine Koexpression von CD19, wobei diese Koexpression sowohl bei AML mit t(8;21) als auch mit t(9;22) vorkommen kann. Der Einfluss, den die Immunphänotypisierung auf die prognostische Einschätzung der AML hat, wird somit eher durch die Definition komplexer Immunphänotypen gegeben, als durch die Expression individueller Antigene.

- **Die FAB-Klassifikation der ALL**

Die ursprünglich von der FAB-Gruppe vorgeschlagenen morphologischen Kategorien L1 bis L3 der akuten lymphatischen Leukämien wurden der biologischen Vielfalt dieser Erkrankungen nicht gerecht und haben deshalb schon lange keine klinische Bedeutung mehr, außer der L3-Subtyp [1,55]. Die Bedeutung der Immunphänotypisierung liegt deshalb insbesondere in der Linienzuordnung und Subklassifizierung von Vorläufer-B- und T-Zell-Leukämien. Die Stratifikation von Behandlungsstrategien richtet sich vor allem nach der Immunphänotypisierung, die auch in der Lage ist, zellbiologisch relevante Risikogruppen zu erkennen. Selbst in Fällen mit relativ eindeutiger L3-Morphologie sollte immer die Zytogenetik mit der entsprechenden t(8;14) und die Immunphänotypisierung zur Bestätigung der definitiven Diagnose einer B-ALL oder eines Burkitt-Lymphoms durchgeführt werden, da die morphologische Erscheinung der L3-Morphologie sowohl von undifferenzierten myeloischen Leukämien, als auch von monozytären Leukämien und undifferenzierten soliden Tumoren vorgetäuscht werden kann.

2.2.1.2. Die Immunphänotypisierung der ALL

Seit der Entdeckung, dass bei einigen Kindern mit akuter lymphatischer Leukämie die blastären Zellen auch thymischen Ursprungs sein können, hat sich die Immunphänotypisierung heute zu einem unverzichtbaren Bestandteil der Diagnose akuter lymphatischer Leukämien entwickelt [56]. Nachdem zunächst nur polyklonale Antiseren zur Verfügung standen, diente in den letzten Jahren doch ein immer größer werdendes Arsenal an monoklonalen Antikörpern dazu, eine genaue Differenzierung akuter lymphatischer Leukämien von undifferenzierten akuten myeloischen Leukämien vornehmen zu können, eine Linienzuordnung treffen zu können und mit Hilfe der Phänotypisierung pathologischer Zellpopulationen die Bedeutung bestimmter Antigenexpressionen für das Therapieansprechen und die Prognose zu bewerten [57,58]. Hinzu kommt, dass bestimmte leukämieassoziierte Merkmale für die Erkennung minimaler Resterkrankung bei akuten lymphatischen Leukämien genutzt werden können [59]. Mit der raschen Ent-

Vorläufer B-Zell ALL[1] (CD19+ und/oder CD79a und/oder CD22+)	
pro-B-ALL (B-I)	(keine Expression anderer B-Zell Differenzierungsantigene)
common ALL (B-II)	CD10+
prä-B-ALL (B-III)	zytoplasmatisch IgM+
reife B-ALL (B-IV)	zytoplasmatisch oder Membran kappa oder lambda+
Vorläufer T-Zell ALL[2] (zytoplasmatisch/Membran CD3+)	
pro-T-ALL (T-I)	CD7+
prä-T-ALL (T-II)	CD2+ und/oder CD5+ and/or CD8+
cortical-T-ALL (T-III)	CD1a+
reife-T-ALL (T-IV)	Membran-CD3+, CD1a-
α/β+ T-ALL (Gruppe a)	anti-TCR α/β+
γ/δ+ T-ALL (Gruppe b)	anti-TCR γ/δ+
ALL mit myeloischer Antigen Expression (My+ALL)	

Tab. 2.3: Immunologische Klassifikation der akuten lymphatischen Leukämien (aus: European Group for the Immunological Characterization of Leukemias (EGIL) Leukemia (1995) 9, 1783-1786).
[1] Positiv für wenigstens zwei der drei Marker. Die meisten Fälle sind TdT+, HLA-DR+ außer B-IV die oft TdT-negativ ist.
[2] Die meisten Fälle sind TdT+, HLA-DR-, CD34-, aber diese Marker werden nicht für die Diagnose oder Klassifikation berücksichtigt.

2.2. Immunphänotypisierung

wicklung zytogenetischer und molekulargenetischer Untersuchungsmethoden wurde es zunehmend möglich, die biologische Heterogenität akuter lymphatischer Leukämien differenziert darzustellen und diagnostische Subgruppen der Vorläufer-B- und T-Zell-Leukämien zu definieren. Dies führte 1995 dazu, dass von der Europäischen Gruppe für die immunologische Charakterisierung akuter Leukämien (EGIL) ein Vorschlag für die immunologische Klassifikation der akuten lymphatischen Leukämien publiziert wurde (☞ Tab. 2.3) [60]. Hier muss betont werden, dass sowohl für die Linienzuordnung als auch für die Definition des Reifungsstadiums akuter lymphatischer Leukämien das Expressionsmuster verschiedener Merkmale der B- und T-Zellentwicklung deutlich mehr Bedeutung hat, als das Vorhandensein oder das Fehlen eines einzelnen Antigens. Bei der Zusammenstellung und Auswahl diagnostischer Antikörperpanel sollten daher immer die Expressionsmuster der normalen B- und T-Zell-Ontogenese berücksichtigt werden [61].

▶ B-Vorläuferzell-ALL

Die Translokation t(4;11) lässt sich bei etwa 2-6 % der akuten lymphatischen Leukämien beim Erwachsenen und im Kindesalter nachweisen und ist oft assoziiert mit charakteristischen klinischen und immunphänotypischen Merkmalen. Die meisten dieser Leukämien manifestieren sich mit einer hohen Leukozytenzahl, im Säuglingsalter sind Mädchen häufiger betroffen als Jungen und oft findet sich eine deutliche Organomegalie und ein Befall des zentralen Nervensystems [62,63]. Der Immunphänotyp ist durch die Markerkonstellation der unreifen pro-B ALL, mit Negativität von CD10 und Koexpression myeloischer Merkmale gekennzeichnet: CD19+, CD10-, CD24±, cyIgM± und CD15+ und/oder CD65+. Diese klare Assoziation immunphänotypischer Merkmale mit der chromosomalen Aberration der t(4;11) findet sich bei Erwachsenen und Kindern gleichermaßen und hat eine hohe prädiktive Bedeutung für den molekularbiologischen oder zytogenetischen Nachweis eines MLL-Rearrangements [64]. Erst kürzlich konnte mit dem monoklonalen Antikörper 7.1 ein weiterer immunologischer Marker charakterisiert werden, der mit hoher Sensitivität und Spezifität über den Nachweis des NG2-Moleküls MLL Genumlagerungen erkennt, ohne jedoch zwischen den verschiedenen Translokationspartnern unterscheiden zu können [44].

Die Philadelphia-Translokation t(9;22)(q34;q11) tritt bei etwa 15-30 % der Erwachsenen und bei ca. 3-5 % aller pädiatrischen akuten lymphatischen Leukämien auf und ist meist mit dem Phänotyp einer common- oder prä-B-ALL assoziiert [65,66]. Obwohl in einigen Untersuchungen bestimmte immunphänotypische Merkmale wie z.B. die Expression des KOR-SA354 Antigens oder die Koexpression von CD34 und CD10, aber auch die Expression von CD25 im Zusammenhang mit der Philadelphia-positiven akuten lymphatischen Leukämien beschrieben wurden, konnte bislang keine definitive Korrelation zwischen dieser Translokation und dem Immunphänotyp gezeigt werden [67]. Auch die Koexpression von myeloischen Merkmalen ist bei Philadelphia-positiven ALL nicht häufiger als bei Philadelphia-negativen ALL, obwohl es Hinweise dafür gibt, dass sich das M-bcr-Rearrangement der Philadelphia-Translokation häufiger bei My-positiven als bei My-negativen ALL findet. Entgegen anfänglichen Untersuchungen, die berichteten, dass der monoklonale Antikörper KOR-SA354 mit hoher Sensitivität Philadelphia-positive ALL erkennt, konnte kürzlich gezeigt werden, dass dieser Antikörper spezifisch mit dem CD66c-Merkmal reagiert, einem Molekül, dass mit dem carcinoembryonalen Antigen (CEA) verwandt ist und auf bestimmten Subgruppen der Vorläufer-B-ALL exprimiert wird, wie z.B. der Philadelphia-positiven ALL, der ETV6-AML1 negativen ALL und der hyperdiploiden ALL [68,69].

Die häufigste chromosomale Aberration kindlicher lymphatischer Leukämien ist die t(12;21) mit dem Fusionsprodukt ETV6-AML1, die mit einer Häufigkeit von etwa 20-25 % aller pädiatrischen ALL auftritt und nur bei ca. 3 % der adulten ALL zu finden ist. Die ETV6-AML1 Translokation findet sich nur bei Patienten mit nichthyperdiploider Vorläufer-B-Zell-ALL, und die meisten dieser Fälle zeigen den Phänotyp einer common-ALL, seltener auch den Phänotyp einer prä-B-ALL. In mehreren Untersuchungen konnte gezeigt werden, dass sich bei diesen Leukämien häufig eine Koexpression der myeloischen Antigene CD13 und CD33 findet [70]. Weitere charakteristische immunphänotypische Merkmale wie die Negativität von CD66c und die fehlende Expression von CD9 und CD20 erlauben mit hoher Sicherheit die Vorhersage eines ETV6-AML1 Rearrangements [70-72].

In ca. 5-6 % aller kindlichen ALL und weniger als 5 % aller adulten ALL findet sich die t(1;19), die deutlich korreliert ist mit der cyIgM-positiven prä-B-ALL. Das relativ charakteristische Expressionsmuster mit CD9+, CD19+, CD22+, CD20±, CD34- und CD45high erlaubt auch hier oft eine Vorhersage der chromosomalen Aberration. Es stehen aber auch monoklonale Antikörper zur Verfügung, die eine Detektion des E2A-PBX1-Proteins im Kern von t(1;19)-positiven leukämischen Blasten ermöglichen [73,74].

▶ Reife B-ALL

Bei den meisten akuten lymphatischen Leukämien besteht keine Beziehung zwischen der Morphologie bzw. dem FAB-Subtyp (L1-L3) und chromosomalen Veränderungen. Ausnahme hiervon ist die reife, sIg+ B-ALL die in der Regel durch eine L3-Morphologie charakterisiert ist und zytogenetisch bei ca. 75-85 % der Patienten die t(8;14)(q24;q11) aufweist. Von dieser Korrelation gibt es jedoch seltene, aber prognostisch und therapeutisch bedeutsame Abweichungen, bei denen sich trotz L3-Morphologie und Nachweis der t(8;14) in der Immunphänotypisierung nicht der typische Befund einer reifen sIg+ B-ALL findet, sondern der Phänotyp einer unreifen Vorläufer-B-Zell-Leukämie. Dies unterstreicht, wie wichtig die kombinierte Anwendung aller diagnostischen Methoden ist, um eine der Biologie der Erkrankung entsprechende Risikoabschätzung und Therapiestratifizierung vornehmen zu können [75-77].

▶ Vorläufer-T-ALL

Wie bei den Vorläufer-B-Zell-Leukämien liegt auch bei den Vorläufer-T-Zell-Leukämien eine biologische Heterogenität vor, die Ausdruck der T-Zell Ontogenese ist, so dass auch die Blasten dieser Leukämien den Immunphänotyp der normalen Entwicklungsstufen von T-Zell Progenitoren weitgehend entsprechen. Im Gegensatz zu den Vorläufer-B-Zell-Leukämien ließ sich aber bislang keine klare Korrelation zwischen chromosomalen Veränderungen, die bei etwa 44-61 % aller pädiatrischen Patienten nachzuweisen sind und einem spezifischen Expressionsmuster bestimmter Oberflächenmerkmale herstellen [78,79]. Charakteristische phänotypische Merkmale von Subgruppen bestimmter T-ALL, die gemeinsame chromosomale Veränderungen aufweisen, ließen sich nur bei Kindern mit einer t(11;14) zeigen, deren leukämische Blasten dem Phänotyp reifer Thymozyten mit membranständiger Expression von CD4+, CD8+ und CD3± entsprachen [80]. Überzeugende Hinweise, dass derartige Korrelationen zwischen dem Immunphänotyp und der Zytogenetik auch bei erwachsenen Patienten mit Vorläufer-T-Zell-Leukämie bestehen gibt es derzeit nicht. Der häufigste, bei ca. 10-25 % aller Patienten mit Vorläufer-T-Zell-Leukämien vorkommende genetische Defekt manifestiert sich durch Translokationen oder Rearrangements die das TAL1 Proto-Onkogen auf Chromosom 1p32 betreffen. Eine eindeutige Korrelation der TAL1 Genumlagerungen mit einem bestimmten thymischen Reifungsstadium ließ sich bislang aber nicht sichern, obwohl es viele Hinweise dafür gibt, dass diese Veränderung nur bei TZR α/β+, CD3- oder CD3+ T-ALL vorkommt [81-83].

■ **Prognostische Bedeutung der Immunphänotypisierung bei der ALL**

In der Vergangenheit hat der Mangel an standardisierten Kriterien für die Klassifizierung immunphänotypischer Subgruppen und das Fehlen von kontrollierten, prospektiven Studien für das Therapieansprechen bei den verschiedenen Subgruppen von Vorläufer-B- und T-Zell-Leukämien, die Beurteilung des prognostischen Einflusses der Immunphänotypisierung bei ALL erschwert. Des weiteren hat die Korrelation einzelner, immunphänotypisch charakterisierter Subgruppen mit zytogenetischen oder klinischen Merkmalen dazu geführt, dass die Bedeutung der Immunphänotypisierung als alleiniger, unabhängiger prognostischer Parameter in den Hintergrund getreten ist. Viele klinische Studien haben außerdem gezeigt, dass der prognostische Einfluss immunphänotypischer Subgruppen und chromosomaler Aberrationen angesichts wirksamer und effizienter Chemotherapien für sich alleine betrachtet wesentlich geringer ist, als wenn sie im Zusammenhang mit der verabreichten Therapie beurteilt werden [57, 84-86].

Für die Vorläufer-B-Zell-Leukämien gibt es keine signifikanten Unterschiede bezüglich der Remissionsraten, obwohl in einigen Studien ein Zusammenhang zwischen der Remissionsdauer und dem

Reifungsstadium der Lymphoblasten gezeigt werden konnte. Insbesondere der unreife, CD10-negative pro-B Phänotyp ist oft mit ungünstigen biologischen (z.B. 11q23 Genumlagerungen) und klinischen (z.B. hohe Tumorlast und Alter < 1 Jahr) Merkmalen assoziiert [84,87,88].

Die common- und prä-B ALL zeigen hinsichtlich der Ausprägung günstiger oder ungünstiger zytogenetischer oder molekularer Merkmale erhebliche Unterschiede in Abhängigkeit vom Manifestationsalter. So lässt sich nur bei weniger als 5 % aller Kinder eine t(9;22) nachweisen, wohingegen bei Erwachsenen bis zu 55 % aller common- oder prä-B ALL mit dieser prognostisch ungünstigen Translokation einhergehen [66,89,90]. Hingegen findet sich die prognostisch günstige t(12;21) bei Kindern zu etwa 12-36 % und bei Erwachsenen nur sehr selten. Hieraus lassen sich, zumindest partiell, die Unterschiede in der therapeutischen Erfolgsrate zwischen Erwachsenen und Kindern mit ALL erklären.

Unterschiede in der Remissionsdauer zwischen common- und prä-B ALL sind weder für Kinder noch für Erwachsene eindeutig gezeigt worden, obwohl in einer Studie der Pediatric Oncology Group (POG) für eine Subgruppe von Kindern mit pre-B ALL und t(1;19) eine schlechtere Prognose bestand [91].

Bei Kindern ist die Prognose von Vorläufer-B-Zell-Leukämien oft auch mit dem Expressionsverhalten von CD20, CD34 und CD45 assoziiert worden, so z.B. das Fehlen von CD20 oder CD45 und der Nachweis von CD34 mit einer längeren Remissionsdauer [92-94]. Angesichts der gleichzeitig vorkommenden anderen, biologisch günstigen Eigenschaften, muss die prognostische Bedeutung dieser immunphänotypischen Merkmale erneut in multivariaten Analyse evaluiert werden.

Bei den Vorläufer-T-ALL sind verschiedene immunphänotypische Merkmale, einschließlich der unreife, pro/prä-Subtyp, fehlende Expression des membranständigen CD3 oder MHC II Antigens und Negativität von CD2, CD5, THY-Antigen (wie CD1), oder CD10 mit einem fehlenden oder ungenügendem Ansprechen auf die Therapie assoziiert. Die prognostische Bedeutung dieser Merkmale hängt aber im wesentlichen von der Behandlungsstrategie ab und wird noch kontrovers diskutiert, so dass diese Kriterien noch nicht routinemäßig in die Risikobewertung und Therapiestratifizierung mit einfließen.

In Analogie zu den Vorläufer-B-Zell-Leukämien gibt es auch bei den Vorläufer-T-Zell-Leukämien, insbesondere beim pro/prä-Subtyp erhebliche genotypische und phänotypische Unterschiede zwischen Kindern und Erwachsenen, die vermuten lassen, dass beim pro/prä – Subtyp der Erwachsenen ein noch unreiferes Differenzierungsstadium mit schlechterer Prognose vorliegt als bei den Kindern [95,96]. Die leukämischen Blasten dieser Patienten zeigen häufig nur eine CD7-Expression in Zusammenhang mit Progenitorzellmarkern wie CD34 und CD117, ohne dass myeloische, B- oder reifere T-Zell Antigene koexprimiert werden, sind aber unter in-vitro Stimulation in der Lage multilineär zu differenzieren, so dass man als Ursprungszelle dieser Leukämien wahrscheinlich eine transformierte pluripotente hämatopoetische Stammzelle annehmen muss, die nur eine geringe Sensitivität gegenüber Zytostatika aufweist.

Ein weiterer, prognostisch sowohl für Kinder, als auch für Erwachsene günstiger Subtyp ist die kortikale T-ALL, die durch die Expression des nur im kortikalen Reifungsstadium vorhandenen Antigens CD1a charakterisiert ist. Im Gegensatz zu den unreiferen, frühen T-ALL sprechen Patienten mit einer kortikaler T-ALL wesentlich besser auf die Therapie an und haben auch ein deutlich besseres Gesamtüberleben, was unter anderem durch eine erhöhte Apoptosebereitschaft der leukämischen, kortikalen Lymphoblasten bedingt sein könnte [84,97,98].

Die Subklassifizierung der für das membranständige CD3 positiven T-ALL in Abhängigkeit von der Konstellation des T-Zell Rezeptors in TZR-α/β oder TZR-γ/δ exprimierende T-ALL stellt eine weitere wichtige Differenzierung dar. Die nur selten vorkommenden TZR-γ/δ positiven Vorläufer-T-ALL mit unterschiedlichen klinischen und pathologischen Merkmalen und günstiger Prognose können immunphänotypisch gut charakterisiert werden [99]. Um die zellbiologischen Merkmale und die Prognose dieser TZR-γ/δ positiven Vorläufer-T-ALL besser zu verstehen und zu bestätigen, sind jedoch größere prospektive Studien notwendig.

Danksagung

Wir danken Frau Christina Witt für die Mitarbeit bei der Zusammenstellung des Manuskripts und der Literaturliste.

2.3. Literatur

1. Bennett JM, Catovsky D, Daniel MT, et al. Proposals for the classification of the acute leukaemias. French-American-British (FAB) co-operative group. Br J Haematol 1976; 33:451-8.

2. Bennett JM, Catovsky D, Daniel MT, et al. A variant form of hypergranular promyelocytic leukaemia (M3). Br J Haematol 1980; 44:169-170.

3. Bennett JM, Catovsky D, Daniel MT, et al. Criteria for the diagnosis of acute leukemia of megakaryocyte lineage (M7). A report of the French-American-British Cooperative Group. Ann Intern Med 1985; 103:460-462.

4. Bennett JM, Catovsky D, Daniel MT, et al. Proposed revised criteria for the classification of acute myeloid leukemia. A report of the French-American-British Cooperative Group. Ann Intern Med 1985; 103:620-5.

5. Bennett JM, Catovsky D, Daniel MT, et al. Proposal for the recognition of minimally differentiated acute myeloid leukemia (AML-M0). Br J Haematol 1991; 78:325-329.

6. Vardiman JW, Harris NL, Brunning RD. The World Health Organization (WHO) classification of the myeloid neoplasms. Blood 2002; 100:2292-2302.

7. Jaffe ES, Harris NL, Stein H, Vardiman JW. Pathology and Genetics of Tumours of Haematopoietic and Lymphoid Tissues. Lyon: IARC Press, 2001.

8. Look AT. Oncogenic transcription factors in the human acute leukemias. Science 1997; 278:1059-1064.

9. Rowley JD. The role of chromosome translocations in leukemogenesis. Semin Hematol 1999; 36 (suppl 7):59-72.

10. Rubin CM, Le Beau MM, Mick R, et al. Impact of chromosomal translocations on prognosis in childhood acute lymphoblastic leukemia. J Clin Oncol 1991; 9:2183-2192.

11. Orfao A, Schmitz G, Brando B, et al. Clinically useful information provided by the flow cytometric immunophenotyping of hematological malignancies: current status and future directions. Clin Chem 1999; 45:1708-17.

12. Jennings CD, Foon KA. Recent advances in flow cytometry: application to the diagnosis of hematologic malignancy. Blood 1997; 90:2863-92.

13. Brown PO, Botstein D. Exploring the new world of the genome with DNA microarrays. Nature Genet suppl 1999; 21:33-37.

14. Golub TR, Slonim DK, Tamayo P, et al. Molecular classification of cancer: class discovers and class prediction by gene expression monitoring. Science 1999; 286:531-537.

15. Campana D, Coustan-Smith E, Janossy G. Immunophenotyping in haematological diagnosis. Baillieres Clin Haematol 1990; 3:889-919.

16. Béné MC, Bernier M, Castoldi G, et al. Impact of immunophenotyping on management of acute leukemias. Haematologica 1999; 84:1024-34.

17. Campana D, Coustan-Smith E. Detection of minimal residual disease in acute leukemia by flow cytometry. Cytometry 1999; 38:139-52.

18. Borowitz MJ, Shuster J, Carroll AJ, et al. Prognostic significance of fluorescence intensity of surface marker expression in childhood B-precursor acute lymphoblastic leukemia. A Pediatric Oncology Group Study. Blood 1997; 89:3960-6.

19. Rego EM, Tone LG, Garcia AB, Falcao RP. CD10 and CD19 fluorescence intensity of B-cell precursors in normal and leukemic bone marrow. Clinical characterization of CD10(+strong) and CD10(+weak) common acute lymphoblastic leukemia. Leuk Res 1999; 23:441-50.

20. Patel AS, Hawkins AL, Griffin CA. Cytogenetics and cancer. Curr Opin Oncol 2000; 12:62-67.

21. Behm FG. Diagnosis of childhood acute myeloid leukemia. Clin Lab Med 1999; 19:187-237, vii.

22. Béné MC, Castoldi G, Knapp W, et al. Proposals for the immunological classification of acute leukemias. European Group for the Immunological Characterization of Leukemias (EGIL). Leukemia 1995; 9:1783-6.

23. Krasinskas AM, Wasik MA, Kamoun M, Schretzenmair R, Moore J, Salhany KE. The usefulness of CD64, other monocyte-associated antigens, and CD45 gating in the subclassification of acute myeloid leukemias with monocytic differentiation. Am J Clin Pathol 1998; 110:797-805.

24. Orfao A, Vidriales B, Gonzalez M, Lopez-Berges MC, del Canizo MC, San Miguel JF. Diagnostic and prognostic importance of immunophenotyping in adults with acute myeloid leukemia. Recent Results Cancer Res, 1993:369-379.

25. Sperling C, Seibt-Jung H, Gassmann W, al. e. Immunophenotype of acute myeloid leukemia: correlation with morphological characteristics and therapy response. Recent Results Cancer Res 1993; 131:381-92.

26. Lacombe F, Durrieu F, Briais A, et al. Flow cytometry CD45 gating for immunophenotyping of acute myeloid leukemia. Leukemia 1997; 11:1878-86.

27. Rainer RO, Hodges L, Seltzer GT. CD 45 gating correlates with bone marrow differential. Cytometry 1995; 22:139-45.

28. San Miguel JF, Ojeda E, Gonzalez M, et al. Prognostic value of immunological markers in acute myeloblastic leukemia. Leukemia 1989; 3:108-11.

29. Orfao A, Chillon MC, Bortoluci AM, et al. The flow cytometric pattern of CD34, CD15 and CD13 expression in acute myeloblastic leukemia is highly characteristic of the presence of PML-RARa gene rearrangements. Haematologica 1999; 84:405-12.

30. Porwit MacDonald A, Janossy G, Ivory K, et al. Leukemia-associated changes identified by quantitative flow cytometry. IV. CD34 overexpression in acute myelogenous leukemia M2 with t(8;21). Blood 1996; 87:1162-9.

31. Bene MC, Bernier M, Casasnovas RO, et al. Acute myeloid leukaemia M0: haematological, immunophenotypic and cytogenetic characteristics and their prognostic significance: an analysis in 241 patients. Br J Haematol 2001; 113:737-45.

32. Kita K, Nakase K, Miwa H, et al. Phenotypical characteristics of acute myelocytic leukemia associated with the t(8;21)(q22;q22) chromosomal abnormality: frequent expression of immature B-cell antigen CD19 together with stem cell antigen CD34. Blood 1992; 80:470-7.

33. Hurwitz CA, Raimondi SC, Head D, et al. Distinctive immunophenotypic features of t(8;21)(q22;q22) acute myeloblastic leukemia in children. Blood 1992; 80:3182-8.

34. Andrieu V, Radford Weiss I, Troussard X, et al. Molecular detection of t(8;21)/AML1-ETO in AML M1/M2: correlation with cytogenetics, morphology and immunophenotype. Br J Haematol 1996; 92:855-65.

35. Creutzig U, Harbott J, Sperling C, et al. Clinical significance of surface antigen expression in children with acute myeloid leukemia: results of study AML-BFM-87. Blood 1995; 86:3097-108.

36. Paietta E, Andersen J, Gallagher R, et al. The immunophenotype of acute promyelocytic leukemia (APL): an ECOG study. Leukemia 1994; 8:1108-12.

37. Falini B, Flenghi L, Fagioli M, et al. Immunocytochemical diagnosis of acute promyelocytic leukemia (M3) with the monoclonal antibody PG-M3 (anti-PML). Blood 1997; 90:4046-53.

38. Behm FG. Morphologic and cytochemical characteristics of childhood lymphoblastic leukemia. Hematol Oncol Clin North Am 1990; 4:715-741.

39. Sainty D, Liso V, Cantu Rajnoldi A, et al. A new morphologic classification system for acute promyelocytic leukemia distinguishes cases with underlying PLZF/RARA gene rearrangements. Group Francais de Cytogenetique Hematologique, UK Cancer Cytogenetics Group and BIOMED 1 European Coomunity-Concerted Acion "Molecular Cytogenetic Diagnosis in Haematological Malignancies. Blood 2000; 96:1287-96.

40. Guglielmi C, Martelli MP, Diverio D, et al. Immunophenotype of adult and childhood acute promyelocytic leukaemia: correlation with morphology, type of PML gene breakpoint and clinical outcome. A cooperative Italian study on 196 cases. Br J Haematol 1998; 102:1035-41.

41. Murray CK, Estey E, Paietta E, et al. CD56 expression in acute promyelocytic leukemia: a possible indicator of poor treatment outcome? J Clin Oncol 1999; 17:293-7.

42. Adriaansen HJ, te Boekhorst PA, Hagemeijer AM, van der Schoot CE, Delwel HR, van Dongen JJ. Acute myeloid leukemia M4 with bone marrow eosinophilia (M4Eo) and inv(16)(p13q22) exhibits a specific immunophenotype with CD2 expression. Blood 1993; 81:3043-51.

43. Liu PP, Wijmenga C, Hajra A, et al. Identification of the chimeric protein product of the CBFB-MYH11 fusion gene in inv(16) leukemia cells. Genes Chromosomes Cancer 1996; 16:77-87.

44. Wuchter C, Harbott J, Schoch C, et al. Detection of acute leukemia cells with MLL ("Mixed Lineage Leukemia") gene rearrangements by flow cytometry using monoclonal antibody 7.1. Leukemia 2000; 14:1232-8.

45. Baer MR, Stewart CC, Lawrence D, et al. Acute myeloid leukemia with 11q23 translocations: myelomonocytic immunophenotype by multiparameter flow cytometry. Leukemia 1998; 12:317-25.

46. Köller U, Haas OA, Ludwig WD, et al. Phenotypic and genotypic heterogeneity in infant acute leukemia. II. Acute nonlymphoblastic leukemia. Leukemia 1989; 3:708-14.

47. Erber WN, Breton Gorius J, Villeval JL, Oscier DG, Bai Y, Mason DY. Detection of cells of megakaryocyte lineage in haematological malignancies by immunoalkaline phosphatase labelling cell smears with a panel of monoclonal antibodies. Br J Haematol 1987; 65:87-94.

48. Koike T, Aoki S, Maruyama S, et al. Cell surface phenotyping of megakaryoblasts. Blood 1987; 69:957-60.

49. Smith FO, Lampkin BC, Versteeg C, et al. Expression of lymphoid-associated cell surface antigens by childhood acute myeloid leukemia cells lacks prognostic significance. Blood 1992; 79:2415-22.

50. Kuerbitz SJ, Civin CI, Krischer JP, et al. Expression of myeloid-associated and lymphoid-associated cell-surface antigens in acute myeloid leukemia of childhood: a Pediatric Oncology Group study. J Clin Oncol 1992; 10:1419-29.

51. Del Poeta G, Stasi R, Venditti A, et al. Prognostic value of cell marker analysis in de novo acute myeloid leukemia. Leukemia 1994; 8:388-94.

52. Sperling C, Büchner T, Sauerland C, Fonatsch C, Thiel E, Ludwig WD. CD34 expression in de novo acute myeloid leukaemia. Br J Haematol 1993; 85:635-7.

53. Sperling C, Büchner T, Creutzig U, et al. Clinical, morphologic. cytogenetic and prognostic implications of CD34 expression in childhood and adult de novo AML. Leuk Lymphoma 1995; 17:417-426.

54. Legrand O, Perrot JY, Baudard M, et al. The immunophenotype of 177 adults with acute myeloid leukemia: proposal of a prognostic score. Blood 2000; 96:870-7.

55. Löffler H, Gassmann W. Morphology and cytochemistry of acute lymphoblastic leukaemia. Baillieres Clin Haematol 1994; 7:263-272.

56. Borella L, Sen L. T cell surface markers on lymphoblasts from acute lymphocytic leukemia. J Immunol 1973; 111:1257-60.

57. Pui CH, Behm FG, Crist WM. Clinical and biologic relevance of immunologic marker studies in childhood acute lymphoblastic leukemia. Blood 1993; 82:343-62.

58. Smith M, Arthur D, Camitta B, et al. Uniform approach to risk classification and treatment assignment for children with acute lymphoblastic leukemia. J Clin Oncol 1996; 14:18-24.

59. Campana D, Pui C-H. Detection of minimal residual disease in acute leukemia: Methodologic advances and clinical significance. Blood 1995; 85:1416-1434.

60. Bene MC, Castoldi G, Knapp W, et al. Proposals for the immunological classification of acute leukemias. European Group for the Immunological Characterization of Leukemias (EGIL). Leukemia 1995; 9:1783-6.

61. Stewart CC, Behm FG, Carey JL, et al. U.S.-Canadian Consensus recommendations on the immunophenotypic analysis of hematologic neoplasia by flow cytometry: selection of antibody combinations. Cytometry 1997; 30:231-5.

62. Biondi A, Camino G, Pieters R, Pui CH. Biological and therapeutic aspects of infant leukemia. Blood 2000; 96:24-33.

63. Rubnitz JE, Behm FG, Downing JR. 11q23 rearrangements in acute leukemia. Leukemia 1996; 10:74-82.

64. Ludwig WD, Rieder H, Bartram CR, et al. Immunophenotypic and genotypic features, clinical characteristics, and treatment outcome of adult pro-B acute lymphoblastic leukemia: results of the German multicenter trials GMALL 03/87 and 04/89. Blood 1998; 92:1898-1909.

65. Secker-Walker LM, Craig JM, Hawkins JM, Hoffbrand AV. Philadelphia positive acute lymphoblastic leukemia in adults: age distribution, BCR breakpoint and prognostic significance. Leukemia 1991; 5:196-9.

66. Maurer J, Janssen JWG, Thiel E, et al. Detection of chimeric BCR-ABL genes in acute lymphoblastic leukaemia by the polymerase chain reaction. Lancet 1991; 337:1055-58.

67. Khalidi HS, Chang KL, Medeiros LJ, et al. Acute lymphoblastic leukemia. Survey of immunophenotype, French-American-British classification, frequency of myeloid antigen expression, and karyotypic abnormalities in 210 pediatric and adult cases. Am J Clin Pathol 1999; 111:467-76.

68. Hanenberg H, Baumann M, Quentin I, et al. Expression of the CEA gene family members NCA-50/90 and NCA-160 (CD66) in childhood acute lymphoblastic leukemias (ALLs) and in cell lines of B-cell origin. Leukemia 1994; 8:2127-33.

69. Hrusak O, Trka J, Zuna J, Houskova J, Bartunkova J, Stary J. Aberrant expression of KOR-SA3544 antigen in childhood acute lymphoblastic leukemia predicts TEL-AML1 negativity. The Pediatric Hematology Working Group in the Czech Republic. Leukemia 1998; 12:1064-70.

70. Baruchel A, Cayuela JM, Ballerini P, et al. The majority of myeloid-antigen-positive (My+) childhood B-cell precursor acute lymphoblastic leukaemias express TEL-AML1 fusion transcripts. Br J Haematol 1997; 99:101-6.

71. Borowitz MJ, Rubnitz J, Nash M, Pullen DJ, Camitta B. Surface antigen phenotype can predict TEL-AML1 rearrangement in childhood B-precursor ALL: a Pediatric Oncology Group study. Leukemia 1998; 12:1764-70.

72. Lanza C, Volpe G, Basso G, et al. Outcome and lineage involvement in t(12;21) childhood acute lymphoblastic leukaemia. Br J Haematol 1997; 97:460-2.

73. Borowitz MJ, Hunger SP, Carroll AJ, et al. Predictability of the t(1;19)(q23;p13) from surface antigen phenotype: implications for screening cases of childhood acute lymphoblastic leukemia for molecular analysis: a Pediatric Oncology Group study. Blood 1993; 82:1086-91.

74. Sang BC, Shi L, Dias P, et al. Monoclonal antibodies specific to the acute lymphoblastic leukemia t(1;19)-associated E2A/pbx1 chimeric protein: characterization and diagnostic utility. Blood 1997; 89:2909-14.

75. Kaplinsky C, Rechavi G. Acute lymphoblastic leukemia of Burkitt type (L3 ALL) with t(8;14) lacking surface and cytoplasmic immunoglobulins. Med Pediatr Oncol 1998; 31:36-8.

76. Vasef MA, Brynes RK, Murata Collins JL, Arber DA, Medeiros LJ. Surface immunoglobulin light chain-positive acute lymphoblastic leukemia of FAB L1 or L2 type: a report of 6 cases in adults. Am J Clin Pathol 1998; 110:143-9.

77. Mitelman F, Heim S. Quantitative acute leukemia cytogenetics. Genes Chromosomes Cancer 1992; 5:57-66.

78. Heerema NA, Sather HN, Sensel MG, et al. Frequency and clinical significance of cytogenetic abnormalities in pediatric T-lineage acute lymphoblastic leukemia: a report from the Children's Cancer Group. J Clin Oncol 1998; 16:1270-1278.

79. Raimondi SC, Behm FG, Roberson PK, et al. Cytogenetics of childhood T-cell leukemia. Blood 1988; 72:1560-6.

80. Ribeiro RC, Raimondi SC, Behm FG, Cherrie J, Crist WM, Pui CH. Clinical and biologic features of childhood T-cell leukemia with the t(11;14). Blood 1991; 78:466-470.

81. Bernard OA, Busson LeConiat M, Ballerini P, et al. A new recurrent and specific cryptic translocation, t(5;14)(q35;q32), is associated with expression of the Hox11L2 gene in T acute lymphoblastic leukemia. Leukemia 2001; 15:1495-504.

82. Bash RO, Crist WM, Shuster JJ, et al. Clinical features and outcome of T-cell acute lymphoblastic leukemia in childhood with respect to alterations at the TAL1 locus: a Pediatric Oncology Group study. Blood 1993; 81:2110-7.

83. Janssen JW, Ludwig WD, Sterry W, Bartram CR. SIL-TAL1 deletion in T-cell acute lymphoblastic leukemia. Leukemia 1993; 7:1204-1210.

84. Ludwig WD, Harbott J, Bartram CR, et al. Incidence and prognostic significance of immunophenotypic subgroups in childhood acute lymphoblastic leukemia: experience of the BFM study 86. Recent Results Cancer Res 1993; 131:269-82.

85. Guglielmi C, Cordone I, Boecklin F, et al. Immunophenotype of adult and childhood acute lymphoblastic leukemia: changes at first relapse and clinico-prognostic implications. Leukemia 1997; 11:1501-7.

86. Czuczman MS, Dodge RK, Stewart CC, et al. Value of immunophenotype in intensively treated adult acute lymphoblastic leukemia: cancer and leukemia Group B study 8364. Blood 1999; 93:3931-9.

87. Lenormand B, Béné MC, Lesesve JF, et al. PreB1 (CD10-) acute lymphoblastic leukemia: immunophenotypic and genomic characteristics, clinical features and outcome in 38 adults and 26 children. The Groupe dEtude Immunologique des Leucemies. Leuk Lymphoma 1998; 28:329-42.

88. Consolini R, Legitimo A, Rondelli R, et al. Clinical relevance of CD10 expression in childhood ALL. The Italian Association for Pediatric Hematology and Oncology (AIEOP). Haematologica 1998; 83:967-73.

89. Westbrook CA, Hooberman AL, Spino C, et al. Clinical significance of the BCR-ABL fusion gene in adult acute lymphoblastic leukemia: a Cancer and Leukemia Group B Study (8762). Blood 1992; 80:2983-90.

90. Harbott J. Cytogenetics in childhood acute lymphoblastic leukemia. Rev Clin Exp Hematol 1998; 5:25-43.

91. Crist WM, Carroll AJ, Shuster JJ, et al. Poor prognosis of children with pre-B acute lymphoblastic leukemia is associated with the t(1;19)(q23;p13): a Pediatric Oncology Group study. Blood 1990; 76:117-122.

92. De Zen L, Orfao A, Cazzaniga G, et al. Quantitative multiparametric immunophenotyping in acute lymphoblastic leukemia: correlation with specific genotype. I. ETV6/AML1 ALLs identification. Leukemia 2000; 14:1225-31.

93. Behm FG, Raimondi SC, Schell MJ, Look AT, Rivera GK, Pui CH. Lack of CD45 antigen on blast cells in childhood acute lymphoblastic leukemia is associated with chromosomal hyperdiploidy and other favorable prognostic features. Blood 1992; 79:1011-6.

94. Ratei R, Sperling C, Karawajew L, et al. Immunophenotype and clinical characteristics of CD45-negative and CD45-positive childhood acute lymphoblastic leukemia. Ann Hematol 1998; 77:107-14.

95. Thiel E, Kranz BR, Raghavachar A, et al. Prethymic phenotype and genotype of pre-T (CD7+/ER-)-cell leukemia and its clinical significance within adult acute lymphoblastic leukemia. Blood 1989; 73:1247-58.

96. Garand R, Voisin S, Papin S, et al. Characteristics of pro-T ALL subgroups: comparison with late T-ALL. The Groupe d'Etude Immunologique des Leucemies. Leukemia 1993; 7:161-7.

97. Ludwig WD, Reiter A, Löffler H, et al. Immunophenotypic features of childhood and adult acute lymphoblastic leukemia (ALL): experience of the German Multicentre Trials ALL-BFM and GMALL. Leuk Lymphoma 1994; 13 Suppl 1:71-6.

98. Niehues T, Kapaun P, Harms DO, et al. A classification based on T cell selection-related phenotypes identifies a subgroup of childhood T-ALL with favorable outcome in the COALL studies. Leukemia 1999; 13:614-7.

99. Schott G, Sperling C, Schrappe M, et al. Immunophenotypic and clinical features of T-cell receptor gamma-delta+ T-lineage acute lymphoblastic leukaemia. Br J Haematol 1998; 101:753-5.

Monoklonale Antikörper in der Therapie der Akuten Myeloischen Leukämie außer CMA-676

3. Monoklonale Antikörper in der Therapie der Akuten Myeloischen Leukämie außer CMA-676

Die primäre Chemotherapie bei akuten myeloischen Leukämien (AML) erreicht eine Remissionsrate in 70-90 % der Patienten. Viele Patienten rezidivieren jedoch innerhalb der ersten ein bis drei Jahre nach Erreichen einer kompletten Remission, andere sind primär therapierefraktär. Mit Rezidiv-Chemotherapieprotokollen gelingt es bei ca. 40-50 % der rezidivierten Patienten eine zweite Remission zu erreichen. Ungünstiger sind die Ergebnisse bei den primär refraktären Patienten.

Die Postremissions-Strategien in der 2. kompletten Remission oder bei Erreichen einer partiellen Remission sind begrenzt. An erster Stelle der Möglichkeiten steht eine allogene bzw. autologe Stammzell- oder Knochenmarktransplantation, doch nicht jeder Patient ist von seinem biologischen oder klinischen Zustand her in der Lage, eine solche Therapie zu erhalten. Außerdem werden z.B. neben einer Ganzkörperbestrahlung bei der Konditionierung zur Transplantation wiederum Chemotherapeutika eingesetzt und somit kein neuer wirklich anderer Baustein im therapeutischen Vorgehen verwendet.

> Es ist deshalb sicher attraktiv, bei den verschiedenen Szenarien der Therapie der AML neue Therapieprinzipien - insbesondere solche mit einem anderen, vielleicht sogar günstigeren Nebenwirkungsprofil oder neuem Angriffspunkt an der Krebszelle - zur Anwendung zu bringen. Gerade die AML-Blasten mit ihrem spezifischen klar definierten Immunphänotyp und der im ganzen Körper verteilten Tumormasse bieten sich daher für eine Antikörpertherapie besonders an.

Verschiedene Therapiezeitpunkte für den Einsatz von Antikörpern bei der AML sind denkbar:

1. In der Induktionstherapie allein oder in Kombination mit der Chemotherapie.

2. Im Rahmen der myeloablativen Therapie bei Stammzelltransplantationen.

3. In der Situation der minimalen Resterkrankung (MRD).

Warum stellt eine Antikörper-vermittelte Therapie eine neue Therapieoption dar?

Sie kann sich möglichst spezifisch gegen die malignen Zellen richten, ein günstiges Nebenwirkungsprofil haben und ggf. auch in Kombination mit den klassischen Chemotherapieprotokollen verwendet werden. Verschiedene Möglichkeiten der Antikörperwirkung müssen für diese Aspekte unterschieden werden [1,11,15]:

1. Direkte Wirkung des Antikörpers an der Zellmembran z.B. über eine Antikörperabhängige zellbezogene Zytotoxizität oder die Aktivierung des Komplementsystems (ADCC), bei der an der Effektorzelle ein Fc-Rezeptor exprimiert wird, an den der Antikörper binden kann.

2. Antikörper, die zytostatische oder zytotoxische Effekte dadurch auslösen, dass sie an Wachstumsfaktor-Rezeptoren oder andere für das Tumorwachstum nötige Rezeptoren binden wie z.B. IL-2, IL-6, GM-CSF und auch den IL-2 Rezeptor selbst.

3. Antikörper, die als Transportmedium Zytostatika oder Toxine direkt in die Tumorzelle bringen.

Gerade weil viele unkonjugierte Antikörper in ihrer zytotoxische Wirkung allein eher schwach waren, wurden diese häufig als ein Transportmedium verwendet durch:

- Kopplung des Antikörpers mit einer Strahlenquelle
- Kopplung des Antikörpers mit einem Chemotherapeutikum
- Kopplung des Antikörpers mit einem Toxin

Neben dem Antikörper Gemtuzumab Ozogamicin (Mylotarg®, ☞ Kap. 4.), wurden verschiedene andere Antikörper in Studien geprüft.

3.1. Der Antikörper M195 und seine humanisierte Variante HuM195

Der primär als Maus-Antikörper hergestellte M195 bindet an CD33, das als Oberflächenglykoprotein auf den meisten myeloischen Blasten exprimiert wird [12]. Daneben findet es sich auch auf myelo-monozytären Zellen sowie auf Vorstufen der Erythropoese, nicht jedoch auf hämatopoetischen Stammzellen, reifen Granulozyten und nicht hämatopoetischen Geweben. Obwohl erste Ergebnisse mit diesem Antikörper bei einer Kopplung mit ^{131}I interessante Daten erbrachten [12], stellten sich rasch entscheidende Probleme dar:

- Seine antileukämische Wirkung war begrenzt und
- Insbesondere kam es zur Bildung von humanen anti-Maus-Antikörpern (HAMA), was mehrfache Applikationen verhinderte.

Man humanisierte deshalb M195 zu HuM195 mit Hilfe eines humanen IgG1-Antikörpers. Bei erhaltener Bindungsfähigkeit des murinen Antikörper-Anteils ermöglichte dieses Konstrukt einen spezifischeren Ansatz an den Leukämiezellen durch Aktivierung monozytärer Zellen im peripheren Blut und gleichzeitige Komplementaktivierung [4]. Die Therapie mit hohen Dosen von HuM195 führte bei einigen Patienten mit weit fortgeschrittener, z.T. refraktärer AML zu kompletten Remissionen (☞ Tab. 3.1) [5,6]. Diese guten Ergebnisse wurden aber nur bei Patienten mit weniger als 30 % Knochenmarkblasten beobachtet, so dass die Wirksamkeit von HuM195 in der Situation einer minimalen Resterkrankung (MRD) oder zur begrenzten Zytoreduktion am wirksamsten sein dürfte.

Die größeren Studien mit HuM195 sollen im folgenden genauer beschrieben werden:

Verschiedene Untersucher haben den Antikörper HuM195 bei AML bzw. MDS eingesetzt [5,6,10]. Dabei lag die Patientenzahl zwischen 10 und 35 (☞ Tab. 3.1), es handelte sich zumeist um Patienten mit rezidivierter bzw. refraktärer AML oder Akzeleration einer CML [5]. Die Rate kompletter Remissionen betrug 1/10 [5], 2/35 [6] und 1/14 [10]. In den ersten beiden Studien wurde neben den CR Patienten bei weiteren 40 % [Caron] bzw. 30 % [Feldmann] der Patienten zusätzlich zumindest eine Reduktion der Blasten gesehen. Der Antikörper zeigte eine lange Halbwertzeit von einer Woche im Serum und war bis zu vier Wochen im Serum und Knochenmark der Patienten nachweisbar. Die genaueren Dosierungen sind der Tabelle 3.1 zu entnehmen. Aufgrund dieser Studien ist zumindest eine signifikante antileukämische Wirkung bei der Applikation von HuM195 beobachtet worden, weitere Studien jedoch in der Primärtherapie der AML bzw. im randomisierten Vergleich mit Chemotherapie stehen zur Zeit aus.

In *in vitro*-Studien von Caron et al. [4] konnte gezeigt werden, dass eine verbesserte Wirkung von HuM195 durch eine zusätzliche Gabe von Interleukin-2 erreicht werden konnte. Diese Daten führten zu Therapieansätzen mit einer subkutanen Gabe von IL-2 und anschließender Gabe des Antikörpers HuM195 [Kossmann]. Im Vergleich zu den anderen Studien war die Ansprechrate jedoch nicht verbessert, vielmehr zeigte sich eine deutliche Steigerung der Toxizität insbesondere durch die IL-2-Gabe.

■ **Einsatz von HuM195 bei der Akuten Promyelozyten-Leukämie (AML M3, APL)**

Erfolgversprechender sind die Daten zur Gabe von HuM195 in der Situation der minimalen Resterkrankung bei der Akuten Promyelozyten-Leukämie (AML M3, APL). Hier konnten Jurcic et al. [7] zeigen, dass bei Patienten in hämatologischer Remission der APL eine zusätzliche Verbesserung der molekularen Remission durch die Gabe des Antikörpers HuM195 erreichbar war: Bei 31 Patienten mit Erstdiagnose einer APL wurde nach ATRA-Gabe und Erreichen der hämatologischen Remission für insgesamt 3 Wochen, zweimal pro Woche, HuM195 gegeben. Daraufhin wurde eine Konsolidierungstherapie mit Idarubicin und Ara-C angeschlossen und danach weitere sechs Monate monatlich HuM195 als Erhaltungstherapie appli-

Autor, Jahr	Leukämie	Antikörper	Dosis (mg/m^2 KOF)	Patienten (n)	Therapieergebnis
Caron, 1998	AML, acc. CML	HuM195	12-36	10	1 CR
Feldman, 2003	AML	HuM195	12 bzw. 36	35	2 CR
Kossmann, 1999	AML, MDS	HuM195+IL-2	3	14	1 CR
Jurcic, 2000, 2001	APL	HuM195	3	40	12/24 mol. CR

Tab. 3.1: Wirkung von HuM195 bei AML, verschiedene Studienergebnisse im Überblick.

ziert. Die Patienten wurden bezüglich ihrer molekularen Remission mittels RT-PCR überprüft. 24 von 31 Patienten hatten nach der primären Therapie eine molekulare Remission erreicht. Alle 22 mit ausreichender Probenzahl in der RT-PCR evaluierbaren Patienten zeigten nach der Therapiefolge ATRA, gefolgt von HuM195 und einem Kurs Idarubicin+Ara-C eine komplette molekulare Remission. 94 % der 31 untersuchten Patienten war mit einer medianen Nachbeobachtung von 36 Monaten weiterhin in klinischer kompletter Remission. Im Vergleich zu einer historischen Kontrolle zeigte sich eine deutliche Verbesserung der 3-Jahres-Überlebensrate von 74 % auf 91 % [7,8] (☞ Abb. 3.1). Aus den Daten wird eine gute Wirksamkeit von HuM195 zur Therapie der minimalen Resterkrankung bei der APL abgeleitet. Gleichzeitig wird angenommen, dass auch zusammen mit neueren Substanzen wie Arsentrioxid [14] eine Reduktion der klassischen Chemotherapiezyklen bei der APL mit Hilfe des Antikörpers möglich wäre. Es wird jedoch daraufhin hingewiesen, dass weitere Studien abgewartet werden müssen.

Auf neuere Ergebnisse zur Wirkung von HuM195 nach Kopplung an Radioisotope wird an anderer Stelle eingegangen (☞ Kap. 5.2.), hier sei nur auf die entsprechende Arbeit von Jurcic hingewiesen [9].

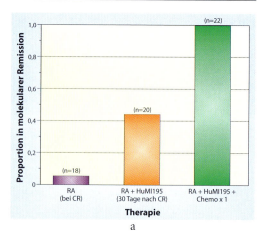

a

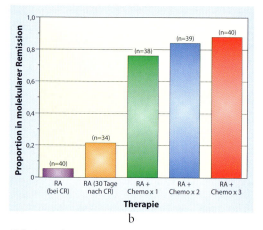

b

Abb. 3.1a+b: **a**: Patienten mit Erstdiagnose einer APL (n=22) in molekularer Remission nach einer alleinigen Therapie mit RA, RA gefolgt von HuM195, und RA gefolgt von HuM195 und einem zusätzlichen Kurs Chemotherapie.
Im Vergleich dazu in **b** eine historische Kontrolle von APL-Patienten (n=40) therapiert mit RA und anschließend bis zu drei Kursen Chemotherapie (nach [8]).

3.2. Weitere Antikörper

Einige Leukämien produzieren GM-CSF in ihren Blasten. Dies führte zu der Hypothese, dass leukämische Proliferation durch autokrine Mechanismen befördert wird. Folgerichtig wurde in einer Studien bei acht Patienten mit refraktärer AML im Rahmen einer Phase I-Studie ein anti-GM-CSF Antikörper getestet. Nach 5-15 Tagen Infusion des humanen anti-Ratten-Antikörpers konnte zwar eine immunologische Antwort festgestellt werden. Eine sichere klinische Wirkung wurde jedoch nicht beobachtet. Nur ein Patient zeigte eine Reduktion der Knochenmarkblasten um 50 % [3].

3.3. Literatur

1. Appelbaum FR, Matthews DC, Eary JF et al. The use of radiolabeled anti-CD33 antibody to augment marrow irradiation prior to marrow transplantation for acute myelogenous leukemia. Transplantation 54, 829-833, 1992

2. Appelbaum FR. Antibody-targeted therapy for myeloid leukemia. Sem Hematol, 36, 2-8, 1999

3. Bouabdallah R, Olive D, Meyer P et al. Anti-GM-CSF monoclonal antibody therapy for refractory acute leukemia. Leuk Lymphoma 30, 539-549, 1998

4. Caron PC, Lai L, Scheinbarg DA. Interleukin-2 enhancement of cytotoxicity by humanized monoclonal antibody M195 (HuM195) (anti-CD33) in myelogenous leukemia. Clin Cancer Res 1, 63-70, 1995

5. Caron PC, Dumont L, Scheinberg DA. Supersaturating infusional humanized anti-CD33 monoclonal antibody HuM195 in myelogenous leukemia. Clin Cancer Res 4, 1421-1428, 1998

6. Feldman E, Kalaycio M, Weiner G, Frankel S, Schulman P, Schwartzberg L, Jurcic J, Velez-Garcia E, Seiter K, Scheinberg D, Levitt D, Wedel N. Treatment of relapsed or refractory acute myeloid leukemia with humanized anti-CD33 monoclonal antibody HuM195. Leukemia 17, 314-318, 2003

7. Jurcic JG, DeBlasio T, Dumont L et al. Molecular remission induction with retinoic acid and anti-CD33 monoclonal antibody HuM195 in acute promyelocytic leukemia. Clin Cancer Res 6, 372-380, 2000

8. Jurcic JG. Antibody therapy for residual disease in acute myelogenous leukemia. Critical Reviews in Oncology/Hematology 38, 37-45, 2001

9. Jurcic JG, Larson SM, Sgouros G et al. Targeted α particle immunotherapy for myeloid leukemia. Blood 100, 1233-1239, 2002

10. Kossmann SE, Scheinberg DA, Jurcic JG et al. A phase I trial of humanized monoclonal antibody HuM195 (anti-CD33) with low-dose interleukin 2 in acute myelogenous leukemia. Clin Cancer Res 5, 2748-2755, 1999

11. Ruffner KL, Matthwes DC. Current use of monoclonal antibodies in the treatment of acute leukemia. Sem Oncol, 27, 531-539, 2000

12. Scheinberg DA, Tanimoto M, McKenzie S et al. Monoclonal antibody M195: A diagnostic marker for acute myelogenous leukemia. Leukemia 3, 440-445, 1989

13. Sievers EL, Appelbaum FR, Spielberger RT et al. Selective ablation of acute myeloid leukemia using antibody-targeted chemotherapy: A phase I study of an anti-CD33 calichemicin immunoconjugate. Blood 93, 3678-3684, 1999

14. Soignet S, Maslak P, Wang Z-G et al. Complete remission after treatment of acute promyelocytic leukemia with arsenic trioxide. New Engl J Med 339, 1341-1348, 1998

15. Torelli GF, Orsini E, Guarini A et al. Developmental approaches in immunological control of acute myelogenous leukaemia. Best Practice & Research Clin Haematol, 14, 189-209, 2001

Das CD33-Immunkonjugat Gemtuzumab Ozogamicin in der Therapie der Akuten Myeloischen Leukämie

4. Das CD33-Immunkonjugat Gemtuzumab Ozogamicin in der Therapie der Akuten Myeloischen Leukämie

4.1. Einleitung

Obwohl Standardinduktionschemotherapien mit Cytarabin und und Anthrazyklinen für Patienten mit Akuter Myeloischer Leukämie (AML) in 50-70 % der Fälle mit einer kompletten Remission einhergehen, so ist doch lediglich bei 20-40 % der Patienten eine langfristiges krankheitsfreies Überleben zu beobachten [1]. Nach einem Rezidiv wird durch eine zusätzliche Chemotherapie im Durchschnitt nur in etwa 20-25 % aller Fälle eine erneute komplette Remission induziert: In Abhängigkeit von bestimmten günstigen prognostischen Kriterien sind auch Remissionsraten in Höhe von bis zu 50 % berichtet worden. Allogene Knochenmark- oder Stammzelltransplantationen können bei ca. 30 % aller Patienten mit einem Rezidiv zu einer Langzeitremission führen. Allerdings sind aufgrund der starken Nebenwirkungen dieser Behandlung, des Alters, Fehlen eines geeigneten Spenders oder Komorbiditätsfaktoren nur eine Minderheit aller Patienten für eine solche Therapie überhaupt geeignet [2]. Aufgrund dieser Tatsachen sind dringend neue effizientere Therapieverfahren notwendig, um das Gesamtüberleben dieser Patienten zu verbessern und therapieassoziierte Toxizitäten zu reduzieren.

4.2. CD33 Antigen als Ziel einer antikörpergesteuerten Immuntherapie bei AML

> Leukämien, manchmal auch als "flüssige Tumore" bezeichnet, sind für eine Therapie mit Antikörpern ideal geeignet aufgrund der Tatsache, dass die malignen Zellen im Blut, Knochenmark, der Milz und den Lymphknoten für Medikamente direkt erreichbar sind.

Darüber hinaus hat die Tatsache, dass die Immunphänotypen der verschiedenen Linien und hämatopoetischen Differenzierungsgrade von Leukämiezellen mittlerweile sehr gut charakterisiert sind (☞ auch Kap. 2. "Immunphänotypisierung akuter Leukämien"), die Identifizierung geeigneter Zelloberflächenstrukturen als Ziele ("targets") für eine Antikörpertherapie ermöglicht.

Eine Reihe von Untersuchungen haben in den letzten Jahren speziell das CD33 Antigen in das Zentrum der Bemühungen um eine antikörpergesteuerte, gegen Oberflächenantigene gerichtete Therapie gestellt. Allerdings ist dies kein ausschließlich leukämiespezifisches Antigen. Bei CD33 handelt es sich um ein normales (physiologisches) Glykoprotein, einen Zelloberflächenrezeptor. Es stellt ein integrales Membranprotein mit einer extrazellulären Domäne dar und wird an der Zelloberfläche der meisten myelomonozytären Leukämiezellen sowie der sogenannten determinierten gesunden myelomonozytären Progenitorzellen exprimiert, fehlt dagegen auf den pluripotenten hämatopoetischen Stammzellen. Das Antigen ist auch nicht auf der Oberfläche von reifen Granulozyten oder nichthämatologischen Gewebezellen vorhanden [3,4]. Relevant für die Behandlung der AML ist, dass CD33 auf über 80 % der AML-Blasten exprimiert wird.

4.3. Das Immunkonjugat Gemtuzumab Ozogamicin (Mylotarg®)

Der anti-CD33-Antikörper Gemtuzumab ist ein humanisierter muriner monoklonaler Antikörper, der am Fred Hutchinson Cancer Research Center in Seattle entwickelt wurde und von Celltech in Großbritannien humanisiert wurde. Dieser Antikörper bindet an den CD33-Rezeptor auf der Oberfläche der AML-Zellen und wird rasch internalisiert. Der Antikörper ist ein IgG Immunglobulin der Subklasse 4, das nur ein geringes immunogenes Potenzial besitzt. Ozogamicin oder Calicheamicin ist ein Isolat aus einer *Micromonospora*-Art, die aus einer sogenannten Caliche-Probe aus Texas gezüchtet wurde (engl. *caliche* = Bodenschicht nahe der Oberfläche, in erster Linie bestehend aus sekundären Calcium- oder Magnesium-Carbonaten, hervorgegangen aus gelösten Präzipitaten von Bodenmineralien). Da dieses Toxin in aktiviertem Zustand zu toxisch für eine *in-vivo*

4.3. Das Immunkonjugat Gemtuzumab Ozogamicin (Mylotarg®)

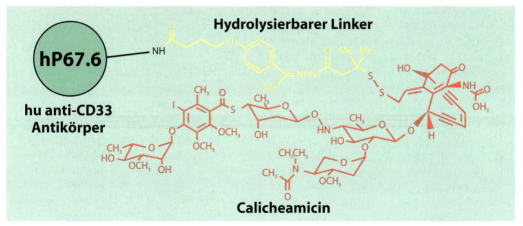

Abb. 4.1: Molekülstruktur von Gemtuzumab Ozogamicin (Data on file. Wyeth-Ayerst, St. Davids, PA).

Anwendung beim Menschen ist, war ein gesteuerter Ansatz erforderlich. Der hydrolysierbare bifunktionale Linker, der von Chemikern bei Lederle (Pearl River, NY) entwickelt wurde, koppelt den Antikörper an das Ozogamicin-Toxin. Der Linker wird *in vivo* aufgrund des niedrigeren intrazellulären pH-Werts gespalten. Die Struktur des kompletten Immuntoxins Gemtuzumab Ozogamicin (früher als CMA-676 bezeichnet, GO; Mylotarg®, Wyeth-Ayerst, Philadelphia, PA, USA) ist in Abbildung 4.1 dargestellt. Der wahrscheinliche Wirkungsmechanismus ist in Abbildung 4.2 gezeigt. Der GO-Komplex bindet an den extrazellulären CD33-Rezeptor und wird internalisiert. Die Änderung des intrazellulären pH-Werts führt zur Abspaltung von Calicheamicin von seinem Antikörpervehikel und zur Umwandlung von Calicheamicin in seine aktive Form. Diese dringt dann in den Zellkern ein und induziert dort Brüche des DNA-Doppelstrangs, die zum programmierten Zelltod führen.

> Gemtuzumab Ozogamicin wurde von der US-amerikanischen Zulassungsbehörde FDA im Mai 2000 zur Behandlung der rezidivierten AML zugelassen und ist das bisher erste Immunkonjugat von Calicheamicin bzw. das erste zytotoxische Immunkonjugat überhaupt, das therapeutisch beim Menschen zugelassen ist [5, 6].

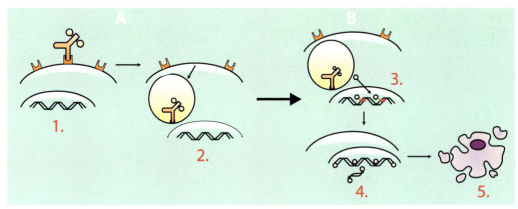

Abb. 4.2: Darstellung des vermutlichen Wirkungsmechanismus von Gemtuzumab Ozogamicin. **A 1.** Der Gemtuzumab-Calicheamicin-Komplex bindet sich an den extrazellulären CD33-Rezeptor und wird **2.** internalisiert. **B.** Die intrazelluläre pH-Änderung führt zur Abspaltung von Calicheamicin von seinem Antikörpervehikel und **3.** wandelt Calicheamicin in die aktive Gamma-Form um. Diese dringt dann in den Zellkern ein und **4.** induziert Brüche des DNA-Doppelstrangs, die zum **5.** programmierten Zelltod führen (Data on file. Wyeth-Ayerst, St. Davids, PA).

In vitro wirkt Gemtuzumab Ozogamicin selektiv zytotoxisch gegen CD33-positive Leukämiezellen, dagegen nicht gegen Zellen, die kein CD33 exprimieren. Bei Nacktmäusen verursacht es auch eine Rückbildung von CD33-positiven HL-60-Allotransplantaten [7, 8].

4.4. Phase I-Studien

In einer ersten, 1999 publizierten Phase I-Dosiseskalationsstudie erhielten erwachsene Patienten mit rezidivierter oder therapierefraktärer CD33-positiver AML dreimal hintereinander alle 2 Wochen ansteigende Dosen des Medikaments. Bei 8 (20 %) von 40 evaluierbaren Patienten wurden die Leukämiezellen aus dem Blut eliminiert und Knochenmark und Blutbild normalisierten sich bei 3 (8 %) Patienten [9]. Dosierungen von bis zu 9 mg/m^2 Mylotarg® wurden relativ gut vertragen. Bei ungefähr zwei Dritteln der Patienten traten nach der Infusion des Medikaments Fieber und Schüttelfrost im Sinne eines Postinfusionssyndroms auf. Bei einigen Patienten wurde gelegentlich ein Anstieg der Lebertransaminasen und eine Hyperbilirubinämie beobachtet. Diese Veränderungen waren aber im Allgemeinen mittelgradig ausgeprägt und reversibel. In einer weiteren Dosissteigerungsstudie wurden auch 18 Kinder im Alter von 1 bis 16 Jahren (Medianwert 12 Jahre) mit therapierefraktärer (n = 7) oder rezidivierter (n = 11) AML aufgenommen [10]. Die Kinder erhielten im Abstand von 14 Tagen zweimal hintereinander Mylotarg® als 2-stündige intravenöse Infusion in einer Dosierung von 6 oder 9 mg/m^2. Es wurden keine Nebenwirkungen festgestellt, die nicht auch bei erwachsenen Patienten beobachtet wurden. Im Knochenmark von 4 der 11 Kinder, die beide Dosen Mylotarg® (9 mg/m^2) erhalten hatten, waren weniger als 5 % Blasten nachweisbar. Eine europäische Arbeitsgruppe berichtete über 15 Kinder mit rezidivierter oder therapierefraktärer CD33-positiver AML, die im Rahmen eines individuellen Heilversuches ("compassionate use") mit einer Monotherapie mit Mylotarg® behandelt wurden. Nach der Behandlung waren die Blasten im Knochenmark bei 8 der 15 Patienten auf weniger als 5 % reduziert. Bei 5 Patienten wurde eine Remission mit unvollständiger Erholung der Thrombozyten (CRp) erzielt. Bei 6 der 8 angesprochenen Patienten wurde eine hämatopoetische Stammzellentransplantation durchgeführt. Zum Zeitpunkt des Berichts waren 2 Patienten 6 beziehungsweise 9 Monate nach der Transplantation noch am Leben [11].

4.5. Phase II-Studien

Im Anschluß an die Phase I wurden drei Phase IIa-Studien initiiert. Primäre Studienendpunkte waren: die Remissionsrate bei CD33-positiven AML-Patienten mit einem primären Rezidiv sowie die Sicherheit einer zweimaligen Gabe von GO in einer Dosierung von 9 mg/m^2 [12]. Als Einschlusskriterien für diese Studien musste ein Erstrezidiv einer AML vorliegen, wobei die Diagnose des Rezidivs in einem Zentrallabor zu bestätigen war, d.h. bei der flowzytometrischen Bestimmung im Knochenmark mussten sowohl der CD33-Antigen positive Phänotyp als auch eine Blastenanzahl von über 5 % nachweisbar sein. In zwei dieser Studien (eine in den USA, eine in Kanada) mussten die Patienten ≥ 18 Jahre alt sein und eine erste Remission von ≥ 6 Monaten erreicht haben. In der dritten Studie (in den USA und Europa) mussten die Patienten ≥ 60 Jahre alt sein und eine erste Remission von ≥ 3 Monaten erreicht haben, d.h. therapierefraktäre Patienten wurden in diese Studie nicht aufgenommen. Die periphere Leukozytenzahl musste bei der ersten GO-Dosis unter 30.000/µl liegen. Um einem Tumorlysesyndrom vorzubeugen, wurde bei Patienten, bei denen die initiale periphere Zellzahl > 30.000/µl lag, in der Regel Hydroxyurea zur Absenkung der Zellzahl verwendet. Patienten mit sekundärer AML oder früheren hämatologischen Erkrankungen wurden ausgeschlossen und eine frühere Stammzellentransplantation war nur in einer der drei Studien erlaubt. Das Dosierungsschema ist in Abbildung 4.3 gezeigt.

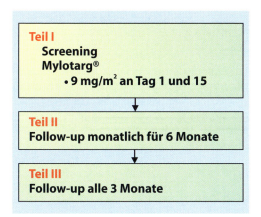

Abb. 4.3: Darstellung des Therapie- und Beobachtungsschemas der Phase II-Studien mit Gemtuzumab Ozogamicin (Data on file. Wyeth-Ayerst, St. Davids, PA).

Die Patienten erhielten initial eine GO-Dosis von 9 mg/m^2 und an Tag 8 wurde ein Knochenmarkaspirat entnommen. Wenn Zeichen einer Krankheitsprogression erkennbar waren, wurden die Patienten aus der Studie ausgeschlossen. Ansonsten erhielten diese an Tag 15 eine zweite Dosis. Das Ansprechen auf die Behandlung wurde an Tag 28 anhand einer Knochenmarkuntersuchung evaluiert. Eine Remission lag vor, wenn im Knochenmark 5 % oder weniger Blasten nachweisbar waren und sich das periphere Blutbild erholt hatte sowie keine Transfusionen notwendig waren. Bei Patienten, die alle diese Kriterien erfüllten, aber keine konstante Thrombozytenzahl über 100.000/μl erreicht wurde, wurde das Ergebnis als "komplette Remission mit niedriger Thrombozytenzahl" (*complete remission with low platelets*, CRp) bezeichnet.

In die drei Phase II-Studien wurden insgesamt 277 Patienten eingeschlossen [14]. Das Alter der Patienten war ≥ 18 Jahre bzw. ≥ 60 Jahre. 26 % erreichten eine Remission, davon jeweils 13 % eine CR und eine CRp. Remission war definiert als ≤ 5 % Blasten im Knochenmark, Neutrophilenzahl ≥ 1.500/μl und Thrombozytenzahl ≥ 100.000/μl (CR) bzw. Thrombozytenzahl < 100.000/μl (CRp). 28 % der Patienten < 60 Jahre (33/120) und 24 % der Patienten ≥ 60 Jahre (38/157) erreichten eine Remission. Die mediane Überlebensdauer betrug 5,3 Monate bei Patienten < 60 Jahre und 4,9 Monate bei Patienten ≥ 60 Jahre. Die mediane rezidivfreie Überlebenszeit betrug 5,3 Monate für alle Patienten und war 6,1 Monate bei Patienten < 60 Jahre und 4,2 Monate bei Patienten ≥ 60 Jahre. Die mediane rezidivfreie Überlebenszeit für die 35 CR-Patienten betrug 6,5 Monate und für die 36 CRp-Patienten 4,6 Monate. Die Wahrscheinlichkeit einer 12-monatigen rezidivfreien Überlebensdauer lag bei 17 % für CR-Patienten und 28 % für CRp-Patienten. Die Frühtodesrate betrug bei Patienten ≥ 60 Jahre 17 % und bei Patienten < 60 Jahre 14 %. Patienten, die eine Remission erreicht hatten und anschließend eine Stammzelltransplantation nach Therapie mit GO erhielten, hatten eine rezidivfreie Überlebensdauer von 10,7 Monaten. Die rezidivfreie Überlebensdauer nach HSCT war folgendermaßen verteilt: CR-Patienten = 5,1 Monate, CRp-Patienten = mindestens 17,4 Monate. CR- und CRp-Patienten, die anschließend keine weitere Therapie erhielten, hatten eine mediane rezidivfreie Überlebensdauer von 3,8 und 2,4 Monaten [14]. Nebenwirkungen traten z.B als infusionsbedingter Symptomkomplex auf. Die Patienten erhielten daher als Prämedikation Paracetamol und Diphenhydramin, anschließend eine 2-stündige intravenöse GO-Infusion und wurden in den nächsten 6 Stunden überwacht. Bei den meisten Patienten traten Fieber (82 %) und Schüttelfrost (66 %, jeweils alle Schweregrade) im Sinne eines Postinfusionssyndroms auf und bei 4 % kam es bis zu 6 Stunden nach Ende der Infusion zu einer Hypotonie WHO Grad 3 oder 4. Die Grad 3 oder 4 Toxizität betrug durchschnittlich 4-11 % in den drei Phase II-Studien. Dieses Postinfusionssyndrom war bei der nächsten Dosis in der Regel weniger stark ausgeprägt. Die Symptome waren ähnlich denen bei Gabe anderer monoklonaler Antikörper. Vorläufige Daten weisen darauf hin, dass die prophylaktische Gabe von Steroiden diese o.g. Symptome deutlich reduzieren kann [15].

Die hämatologischen Nebenwirkungen umfassten eine WHO Grad 3 oder 4 Neutropenie (98 %) und Thrombopenie (99 %). Die mediane Zeit von der ersten Dosis bis zur Erholung der Neutrophilenzahl auf einen Wert über 500/μl betrug 40 Tage bei CR-Patienten und 43 Tage bei CRp-Patienten. Die Zeit von der ersten Dosis GO bis zur Erholung der Thrombozytenzahl auf > 25.000/μl betrug bei Patienten mit CR 35 Tage (< 60 Jahre) bis 38 Tage (≥ 60 Jahre) und bei Patienten mit CRp 39 Tage (< 60 Jahre) bis 75 Tage (≥ 60 Jahre).

Infektionen traten bei 30 % und Mukositis bei 3 % der Patienten, bezogen auf alle Schweregrade, auf

[14]. Bei 39 % der Patienten traten WHO Grad 3 oder 4 Erhöhungen von Bilirubin und Transaminasen auf. Diese Veränderungen waren im Allgemeinen vorübergehender Natur und reversibel [14].

Die Inzidenz einer Lebervenenverschlusskrankheit (Stuart-Bras-Syndrom, VOD) lag bei 3 % (7/277), die Inzidenz einer tödlich verlaufenden VOD lag bei 1 % (4/277) [16]. Weitere, kürzlich publizierte Studien haben höhere VOD-Raten aufgezeigt [18-23].

Bei Stammzelltransplantation nach einer Therapie mit GO trat eine VOD bei 17 % (6/36) der Patienten auf, 3 davon verstarben daran (9). Einige Untersucher berichten sogar über eine noch höhere Inzidenz einer VOD bei dieser Kombination [17, 18].

Bei Verabreichung von GO als Kombinationstherapie mit anderen zytotoxischen Substanzen wurde eine VOD-Rate von 12 % (14/119) für alle Patienten beschrieben. Diese Daten stammen aus einer klinischen Studie am M.D. Anderson Cancer Center [23]. Diese Studie hat jedoch einige Einschränkungen:

- Erstens erhielten die meisten Patienten eine Kombinationstherapie von GO und anderen zytotoxischen Substanzen, die die Interpretation der Ereignisse deutlich erschwert
- Zweitens erhielten die Patienten in dieser Studie GO in kürzeren Abständen als empfohlen: es lagen nur 7-9 Tage anstatt 14 Tage zwischen den einzelnen Applikationen
- Drittens bekamen viele dieser Patienten bei bestehenden Begleiterkrankungen entsprechende Komedikation, die zu einer erhöhten Leberbelastung und Ereignissen wie Sepsis und anderen Infektionskomplikationen führen können.

Nur bei 2 Patienten konnte die VOD durch Biopsie nachgewiesen werden, die meisten anderen Patienten hatten Leberwerterhöhungen, die auch durch andere Ursachen (wie oben beschrieben) hervorgerufen werden konnten. Daher ist die hier angegebene Prozentzahl einer VOD in Frage zu stellen.

Bei Verabreichung von GO nach Stammzelltransplantation wurde über Lebertoxizität bei 48 % (11/23) der Patienten berichtet [24]. Bei 8 dieser Patienten (35 %) äußerte sich dies als Gewichtszunahme, Hepatomegalie, Ascites und Gelbsucht. Alle diese Symptome sprechen für eine VOD, bestätigen sie aber nicht.

Der Pathomechanismus einer VOD bei Stammzelltransplantation bleibt unklar, auch wenn diesbezüglich bereits verschiedene Theorien aufgestellt wurden [25-27]. Es wird vermutet, dass eine Entleerung der hepatischen Gluthationspeicher zu einer Leberschädigung führen kann und dass freie Radikale für diesen Prozess mitverantwortlich sind.

Bei Einhaltung der empfohlenen Dosierung von GO von 9 mg/m^2 als Monotherapie, der von der FDA zugelassenen Indikation und dem Abstand von 14 Tagen zwischen zwei Infusionen (Tag 1 und Tag 15), liegt die Inzidenz einer VOD bei < 2 %. Die Hepatotoxizität von GO ist reversibel und steuerbar bei vorschriftsmäßiger Anwendung [28, 29].

Patienten, die jedoch eine Stammzelltransplantation vor Therapie mit GO erhalten hatten, zeigten ein höheres Risiko für das Auftreten einer VOD (22 %) als Patienten, die nicht transplantiert worden waren (1 %). Patienten, die nach einer Therapie mit GO eine Stammzelltransplantation erhalten hatten, zeigten ebenfalls ein höheres Risiko für das Auftreten einer VOD (15 %) als Patienten, die nicht transplantiert worden waren (1 %) [30].

> Zusammengefasst belegen die vorliegenden Daten für GO bei rezidivierter AML, dass eine antikörpergesteuerte Immunchemotherapie prinzipiell effektiv ist. Bei Patienten mit rezidivierter AML tritt in 26 % der Fälle eine CR bzw. CRp ein, die rezidivfreie Überlebenszeit beträgt 5,3 Monate und die Wahrscheinlichkeit einer 12monatigen rezidivfreien Überlebensdauer beträgt bei CR-Patienten 17 % und bei CRp-Patienten 28 %.

4.6. Gemtuzumab Ozogamicin in Kombination mit anderen Substanzen

In mehreren, z.T. noch nicht abgeschlossenen Studien wird die Wirksamkeit von GO in Kombination mit einer konventionellen Chemotherapie für AML und fortgeschrittene myelodysplastische Syndrome geprüft.

Verschiedene Kombinationstherapien

- mit Ara-C mono

sowie jeweils in Kombination mit

- Daunorubicin
- Idarubicin
- Topotecan
- Cyclosporin
- Troxacitabin
- Fludarabin

u.a. Substanzen sind oder werden derzeit noch bei rezidivierten und de novo AML sowie in einer Studie zur Erhaltungstherapie nach zytotoxisch induzierter Remission getestet [19-23,31-36]. Da es sich hierbei erst um nicht-randomisierte Phase II-Sudien mit relativ kleinen Fallzahlen handelt (11 bis maximal 61 Patienten), ist die Datenlage derzeit noch nicht konklusiv. Zusammenfassend schwankt die Rate an kompletten Remissionen (mit oder ohne vollständiger Erholung der Thrombozyten) zwischen 9 und 46 Prozent, das mediane Überleben beträgt 2-8 Monate für de-novo und rezidivierte AML bzw. 16 Monate für die Erhaltungstherapie. Die Rate an WHO Grad 3/4 hepatischen Toxizitäten beträgt 29 bis 62 % bzw. 4 % (Erhaltungstherapie), die VOD-Rate 0 bis 14 % bzw. 0 % für die Erhaltungstherapie [31-36].

Weiterhin wurde eine Therapie mit GO in Kombination mit einer Induktions-Chemotherapie

- Daunorubicin 45 mg/m^2 Tag 1-3 + Cytarabin 100 mg/m^2 Tag 1-7 + GO 6 mg/m^2 Tag 4, *Gruppe 1* und
- Cytarabin 100 mg/m^2 Tag 1-7 + GO 6 mg/m^2 Tag 1 + 8, *Gruppe 2*

in einer Phase II-Studie an insgesamt 74 Patienten mit de novo AML durchgeführt.

- Gruppe 1: 53 Patienten > 18 und < 60 Jahre
- Gruppe 2: 21 Patienten ≥ 60 Jahre

Remission wurde bei 83 % der Patienten in Gruppe 1 und bei 43 % der Patienten in Gruppe 2 erreicht. Nach Abschluß der Induktionstherapie erhielten 20 Patienten der Gruppe 1 eine Stammzelltransplantation. 4/20 Patienten erlitten eine VOD, alle 4 Patienten (n = 8) hatten weniger als 115 Tage Abstand zwischen der Induktionstherapie und der Stammzelltransplantation. Bei den Patienten, die einen Abstand > 115 Tagen hatten (n = 12), trat kein Fall einer VOD auf [37].

Im Einzelnen führte die Leukemia Cooperative Group der EORTC (European Organization for Research and Treatment of Cancer) bei bis dahin unbehandelten Patienten über 60 Jahren mit AML eine internationale Phase II-Studie mit GO und einer herkömmlich dosierten Chemotherapie durch [38]. Die Patienten erhielten in dieser Studie an Tag 1 und 8 je 9 mg/m^2 GO, gefolgt von Mitoxantron, hochdosiertem AraC und Etoposid. Es wurden ein oder zwei Therapiezyklen durchgeführt. Bei 47 % der 34 auswertbaren Patienten wurde eine CR oder CRp erreicht. Estey et al. [39] führten am MD Anderson Cancer Center (MDACC) eine Reihe von Studien mit GO in Kombination mit anderen Substanzen durch. In einer dieser Studien wurden 51 Patienten über 65 Jahren mit de novo AML oder fortgeschrittener Myelodysplasie mit GO in einer Dosierung von 9 mg/m^2 an Tag 1 und 8 mit oder ohne Gabe von Interleukin-2 behandelt. In dem Behandlungsarm mit GO plus IL-2 wurde eine höhere CR-Rate erzielt, aber bei 4 Patienten entwickelte sich eine Lebervenenverschlusskrankheit und zwei davon starben an diesen Komplikationen. Bei jüngeren Patienten (im Alter von 50 bis 64 Jahren) mit de novo AML oder fortgeschrittener Myelodysplasie wurde GO in einer Dosierung von 6 mg/m^2 an Tag 1 zu einem Regime mit Fludarabin, AraC und Cyclosporin hinzugefügt [40]. In dieser Studie wurden 33 Patienten behandelt und obwohl die CR-Rate bei den Patienten mit pathologischer Zytogenetik niedrig war, traten 64 % der Patienten mit normaler Zytogenetik in eine CR ein. In einer anderen Studie des MDACC erhielten Patienten mit neu aufgetretener akuter Promyelozytenleukämie All-Trans-Retinsäure und zusätzlich GO sowie Idarubicin, wenn die Leukozytenzahl über 3.500/µl lag. Anschließend erhielten die Patienten eine Postremissionstherapie, bei der intermittierend alle 5 Wochen All-Trans-Retinsäure und GO verabreicht wurden. Bei den Patienten, bei denen die Leukozytenzahl initial unter 30.000 lag, hatten 8 von 9 Patienten eine CR, und bei 6 von 11 Patienten trat eine CRp ein [41].

Zur Zeit werden noch weitere klinische Studien durchgeführt, in denen eine Kombinationstherapie mit GO geprüft wird.

4.7. Diskussion

Eine ganze Zahl von Fragen über die optimale Anwendung von GO bei Leukämie konnte naturgemäß bisher noch nicht beantwortet werden und muss im Kontext weiterer Studien geklärt werden. Weiterführende Studien sind insbesondere bei Patienten mit Akuter Promyelozytenleukämie oder bei Patienten mit kompletter Remission nach Chemotherapie-Induktion notwendig (Erhaltungstherapie). Außerdem müssen Patienten mit Leukozytenzahlen über 30.000/µl, einer geringen Expression des CD33-Antigens, früheren hämatologischen Erkrankungen, sekundärer AML oder Zustand nach Stammzelltransplantation untersucht werden. Wir wissen bisher auch noch nicht genug über einen möglichen Einsatz bei anderen CD33-positiven Erkrankungen wie Myelodysplasie, chronischer myeloischer Leukämie und möglicherweise akuter lymphoblastischer Leukämie. Bei unselektierten Patienten mit erstem Rezidiv führt eine Monotherapie mit Gemtuzumab Ozogamicin in etwa 5-10 % der Fälle zu einer kompletten hämatologischen Remission. Diese Rate steigt bei selektierten Patienten auf ca. 15-20 % an. Erste Kombinationstherapien mit Gemtuzumab Ozogamicin plus konventioneller Chemotherapie (Ara-C, Anthrazykline, Fludarabin) sind bereits durchgeführt worden oder laufen derzeit noch und größere randomisierte Studien bei der Primärtherapie sind in Vorbereitung. Mögliche weitere Kombinationen sind andere herkömmliche Chemotherapeutika, Zytokine, eine Immuntherapie und andere Substanzen mit selektiven Zielstrukturen (z.B. Kombination mit anderen Antikörpern oder Tyrosinkinase-Signaltransduktionsinhibitoren). Die empfohlene Dosierung von GO bei Monotherapie beträgt 9 mg/m^2 [30], die Dosierung bei Kombinationstherapie mit anderen zytotoxischen Substanzen liegt darunter, bedarf aber noch der Bestätigung aus derzeit laufenden Kombinationsstudien. Langfristig wird der Beitrag von Gemtuzumab Ozogamicin in der Evaluation der Wertigkeit einer CD33-gerichteten Antikörpertherapie als Bereicherung des Armentariums der AML-Therapie festzustellen sein.

4.8. Literatur

1. Cassileth PA, Harrington DP, Appelbaum FR, Lazarus HM, Rowe JM, Paietta E, Willman C, Hurd DD, Bennett JM, Blume KG, Head DR, Wiernik PH. Chemotherapy compared with autologous or allogeneic bone marrow transplantation in the management of acute myeloid leukemia in first remission. N Engl J Med. 1998 Dec 3;339(23):1649-56.

2. Stocker-Goldstein KE, Blume KG. Allogeneic hematopoietic stem cell transplantation for adult patients with acute myeloid leukemia. In: Hematopoietic Cell Transplantation. Thomas ED, Blume KG, Forman SJ (eds), Blacjwell Science, Inc., Oxford (1999): 823-834.

3. Sabbath KD, Ball ED, Larcom P, Davis RB, Griffin JD. Heterogeneity of clonogenic cells in acute myeloblastic leukemia. J Clin Invest. 1985 Feb;75(2):746-53..

4. Andrews RG, Takahashi M, Segal GM, Powell JS, Bernstein ID, Singer JW. The L4F3 antigen is expressed by unipotent and multipotent colony-forming cells but not by their precursors. Blood. 1986 Nov;68(5):1030-5.

5. Bross PF, Beitz J, Chen G, Chen XH, Duffy E, Kieffer L, Roy S, Sridhara R, Rahman A, Williams G, Pazdur R. Approval summary: gemtuzumab ozogamicin in relapsed acute myeloid leukemia. Clin Cancer Res. 2001 Jun;7(6):1490-6. Erratum in: Clin Cancer Res 2002 Jan;8(1): 300.

6. Berger MS, Leopold LH, Dowell JA, Korth-Bradley JM, Sherman ML. Licensure of gemtuzumab ozogamicin for the treatment of selected patients 60 years of age or older with acute myeloid leukemia in first relapse. Invest New Drugs. 2002 Nov;20(4):395-406. Review.

7. Hamann PR, Hinman LM, Beyer CF, Lindh D, Upeslacis J, Flowers DA, Bernstein I. An anti-CD33 antibody-calicheamicin conjugate for treatment of acute myeloid leukemia. Choice of linker. Bioconjug Chem. 2002 Jan-Feb;13(1):40-6.

8. Hamann PR, Hinman LM, Hollander I, Beyer CF, Lindh D, Holcomb R, Hallett W, Tsou HR, Upeslacis J, Shochat D, Mountain A, Flowers DA, Bernstein I. Gemtuzumab ozogamicin, a potent and selective anti-CD33 antibody-calicheamicin conjugate for treatment of acute myeloid leukemia. Bioconjug Chem. 2002 Jan-Feb;13(1):47-58.

9. Sievers EL, Larson RA, Stadtmauer EA, Estey E, Lowenberg B, Dombret H, Karanes C, Theobald M, Bennett JM, Sherman ML, Berger MS, Eten CB, Loken MR, van Dongen JJ, Bernstein ID, Appelbaum FR; Mylotarg Study Group. Efficacy and safety of gemtuzumab ozogamicin in patients with CD33-positive acute myeloid leukemia in first relapse. J Clin Oncol. 2001 Jul 1;19(13): 3244-54.

10. Sievers EL, Arceci R, Farnklin J, Lange BJ, Shannon K, Smith FO: Preliminary report of an ascending dose study of gemtuzumab ozogamicin (Mylotarg, CMA-676) in pediatric patients with acute myeloid leukemia. Blood. 2000; 96:217b.

11. Zwaan CM, Reinhardt D, Corbacioglu S, van Wering ER, Bokkerink JP, Tissing WJ, Samuelsson U, Feingold J, Creutzig U, Kaspers GJ. Gemtuzumab ozogamicin: first clinical experiences in children with relapsed/refractory acute myeloid leukemia treated on compassionate-use basis. Blood. 2003 May 15;101(10):3868-71.

12. Sievers EL, Larson RA, Stadtmauer EA, Estey E, Lowenberg B, Dombret H, Karanes C, Theobald M, Bennett JM, Sherman ML, Berger MS, Eten CB, Loken MR, van Dongen JJ, Bernstein ID, Appelbaum FR; Mylotarg Study Group. Efficacy and safety of gemtuzumab ozogamicin in patients with CD33-positive acute myeloid leukemia in first relapse. J Clin Oncol. 2001 Jul 1;19(13): 3244-54.

13. Sievers EL. Antibody-targeted chemotherapy of acute myeloid leukemia using gemtuzumab ozogamicin (Mylotarg). Blood Cells Mol Dis 2003;31(1):7-10.

14. Larson RA, Sievers EL, Stadtmauer EA et al. A final analysis of the efficacy and safety of gemtuzumab ozogamicin in 277 patients with acute myeloid leukaemia in first relapse. Proc ASH 2002; Abstract 1312

15. Tomblyn MR, Tallman MS. New developments in antibody therapy for acute myeloid leukemia. Semin Oncol. Vol. 13, 2002:685-692

16. Erba HP, Stadtmauer EA, Larson RA, et al. Final Results of a Multivariate Logistic Regression Analysis To Determine Factors Contributing to the Risk of Developing Hepatic Veno-Occlusive Disease (VOD) Following Treatment with Gemtuzumab Ozogamicin. Proc ASH 2002;Abstract 1313.

17. Wadleigh M, Richardson PG, Zahrieh D, Lee SJ, Cutler C, Ho V, Alyea EP, Antin JH, Stone RM, Soiffer RJ, DeAngelo DJ. Prior gemtuzumab ozogamicin exposure significantly increases the risk of veno-occlusive disease in patients who undergo myeloablative allogeneic stem cell transplantation. Blood. 2003 Sep 1;102(5):1578-82.

18. Rajvanshi P, Shulman HM, Sievers EL, McDonald GB. Hepatic sinusoidal obstruction after gemtuzumab ozogamicin (Mylotarg) therapy. Blood. 2002 Apr 1;99 (7):2310-4. Erratum in: Blood 2002 Jun 1;99(11):3915.

19. Giles FJ, Keating A, Goldstone AH, Avivi I, Willman CL, Kantarjian HM. Acute myeloid leukemia. Hematology (Am Soc Hematol Educ Program). 2002;:73-110.

20. Giles FJ. Novel agents for the therapy of acute leukemia. Curr Opin Oncol. 2002;14:3-9.

21. Giles F, Garcia-Manero G, Cortes J, Thomas D, Kantarjian H, Estey E. Ursodiol does not prevent hepatic venoocclusive disease associated with Mylotarg therapy. Haematologica. 2002;87:1114-1116.

22. Giles F, Garcia-Manero G, O'Brien S, Estey E, Kantarjian H. Fatal hepatic veno-occlusive disease in a Phase I study of Mylotarg and troxatyl in patients with refractory acute myeloid leukemia or myelodysplastic syndrome. Acta Haematol.2002;108:164-167.

23. Giles FJ, Kantarjian HM, Kornblau SM, et al. Mylotarg (gemtuzumab ozogamicin) therapy is associated with hepatic venoocclusive disease in patients who have not received stem cell transplantation. Cancer. 2001;92: 406-413.

24. Rajvanshi P, Shulman HM, Sievers EL, et al. Hepatic Sinusoidal Obstruction after Gemtuzumab Ozogamicin (Mylotarg) therapy. Blood 2002;99:2310-2314

25. DeLeve LD, Wang X, Kuhlenkamp JF, Kaplowitz N. Toxicity of azathioprine and monocrotaline in murine sinusoidal endothelial cells and hepatocytes: the role of glutathione and relevance to hepatic venoocclusive disease. Hepatology 1996;23:589-599.

26. DeLeve LD, McCuskey RS, Wang X et al. Characterization of a Reproducible Rat Model of Hepatic Veno-Occlusive Disease. Hepatology 1999;29: 1779-1791.

27. Reed GB, Cox AJ. The Human Liver after Radiation Injury: a Form of Veno-Occlusive Disease. Am J Pathol 1966;48:597-611.

28. Nabhan C, Rundhaugen L, Jatoi M, Riley MB, Boehlke L, Peterson LC, Tallman MS. Gemtuzumab ozogamicin (MylotargTM) is infrequently associated with sinusoidal obstructive syndrome/veno-occlusive disease. Ann Oncol. 2004;15:1231-1236.

29. Piccaluga PP, Martinelli G, Rondoni M, Malagola M, Gaitani S, Isidori A, Bonini A, Gugliotta L, Luppi M, Morselli M, Sparaventi G, Visani G, Baccarani M. Gemtuzumab ozogamicin for relapsed and refractory acute myeloid leukemia and myeloid sarcomas. Leuk Lymphoma 2004;45:1791-1795.

30. Packungsbeilage Mylotarg, USA

31. Apostolidou E, Cortes J, Tsimberidou A, Estey E, Kantarjian FE, H, Giles FJ. Pilot study of Mylotarg, liposomal daunorubicin, ara-C, and cyclosporine (MDAC) regimen in patients with refractory acute myelogenous leukemia. Leukemia Res. 2003;27:887-891.

32. Alvarado Y, Tsimberidou A, Kantarjian H, et al. Pilot study of Mylotarg, idarubicin and cytarabine combination regimen in patients with primary resistant or relapsed acute myeloid leukemia. Cancer Chemother Pharmacol. 2003;51:87-90.

33. Cortes J, Tsimberidou AM, Alvarez R, et al. Mylotarg combined with topotecan and cytarabine in patients with refractory acute myelogenous leukemia. Cancer Chemother Pharmacol.2002;50:497-500.

34. Tsimberidou A, Estey E, Cortes J, et al. Gemtuzumab, fludarabine, cytarabine, and cyclosporine in patients with newly diagnosed acute myelogenous leukemia or high-risk myelodysplastic syndromes. Cancer. 2003;97: 1481-1487.

35. Tsimberidou A, Cortes J, Thomas D, et al. Gemtuzumab, fludarabine, cytarabine and cyclosporine combination regimen in patients with CD33-positive primary resistant or relapsed acute myeloid leukemia. Leukemia Res. 2003;27: 893-897.

36. Tsimberidou AM, Estey E, Cortes JE, Garcia-Manero G, Faderl S, Verstovsek S, Thomas DA, Ferrajoli A, Keating MJ, O'Brien S, Kantarjian HM, Giles FJ. Mylotarg, fludarabine, cytarabine (ara-C), and cyclosporine (MFAC) regimen as post-remission therapy in acute myelogenous leukemia. Cancer Chemother Pharmacol. 2003 Dec;52(6):449-52.

37. De Angelo DJ., Stone RM., Durrant S., Liu D., Baccarani M., Schiffer CA., Amrein P., Sherman ML.Gemtuzumab Ozogamicin (Mylotarg®) in Combination with Induction Chemotherapy for the Treatment of Patients with De Novo Acute Myeloid Leukemia: Two Age-Specific Phase 2 Trials. Session Type: Oral Session. Blood, Volume 102, issue 11, November 16, 2003, Abstract 341.

38. Amadori S, Willemze R, Suciu S, Mandelli F, Selleslag D, Stauder R, Ho A, Denzlinger C, Leone G, Fillet G, Muus P, Feingold J, Beeldens F, Anak O, de Witte T. Sequential Administration of Gemtuzubab Ozogamicin (GO) and Intensive Chemotherapy for Remission Induction in Previously Untreated Patients with AML over the Age of 60: Interim Results of the EORTC Leukemia Group AML-15A Phase II Trial. Blood 2001, 98:587a

39. Estey E, Cortes J, Thall P, Wang XM, O'Brien S, Kantarjian H. Mylotarg +/- IL-11 in Patients Age =65 with Newly-Diagnosed AML/MDS: Comparison with Idarubicin + Ara-C. Blood 2001, 98:720a

40. Giles FJ, Kantarjian HM, Kornblau SM, Thomas DA, Garcia-Manero G, Waddelow TA, David CL, Phan AT, Colburn DE, Rashid A, Estey EH. Mylotarg (gemtuzumab ozogamicin) therapy is associated with hepatic venoocclusive disease in patients who have not received stem cell transplantation. Cancer. 2001 Jul 15;92(2):406-13.

41. Estey E, Giles F, Cortes J, Thomas D, Garcia-Manero G, Faderl S, O'Brien S, Kantarjian H. Gemtuzumab Ozogamycin ("Mylotarg") in Untreated Acute Promyelocytic Leukemia (APL). Blood 2001, 98:766a

42. Voutsadakis IA. Gemtuzumab Ozogamicin (CMA-676, Mylotarg) for the treatment of CD33$^+$ acute myeloid leukemia. Anticancer Drugs 2002;13:685-692

Radioimmunkonjugate in der Therapie von Leukämien

5. Radioimmunkonjugate in der Therapie von Leukämien

5.1. Einführung

Leukämien und Lymphome sind außerordentlich strahlensensible Neoplasien. Daher wurde frühzeitig die Ganzkörperbestrahlung in einer Dosis von 10-14 Gy frühzeitig in die Konditionierungstherapie vor allogener Stammzelltransplantation aufgenommen [1]. Weitere Vorteile der Strahlentherapie sind die fehlende Kreuzresistenz mit Chemotherapeutika sowie die Fähigkeit, auch chemotherapeutisch schlecht zugängliche Reservoirs wie das ZNS oder den Hoden zu sanieren. Trotz des Einsatzes der Strahlentherapie im Rahmen der Konditionierung erleidet ein signifikanter Anteil der Patienten nach allogener Stammzelltransplantation ein Rezidiv [2]. Das Rezidivrisiko ist besonders bei Patienten, die jenseits der ersten Remission oder im Rezidiv transplantiert werden, sehr hoch und liegt bei 40-60 % [2]. Daher lag es nahe zu versuchen, dieses hohe Rezidivrisiko durch die Verwendung höherer Strahlendosen zu verringern. Clift et al. konnten in zwei randomisierten Studien zeigen, dass eine Erhöhung der Ganzkörperdosis von 12 Gy auf 15,75 Gy zu einer Reduktion des Rezidivrisikos um zwei Drittel führt [3,4]. Diese Reduktion des Rezidivrisikos führte jedoch zu keiner Verbesserung des Gesamtüberlebens, weil in der Gruppe mit höherer Strahlendosis unter einer GvHD-Prophylaxe mit Cyclosporin/Methotrexat eine erhöhte Organtoxizität, insbesondere Lebertoxizität, beobachtet wurde. Der erhöhte antileukämische Effekt von 15,75 Gy vs 12 Gy konnte auch in einer nicht randomisierten Studie aus New York bestätigt werden, in der bei Patienten mit AML in 1. CR eine Rezidivrate von nur 3 % beobachtet wurde [5]. In dieser Studie wurde keine erhöhte Organtoxizität verzeichnet, weil die Transplantate T-Zell-depletiert wurden und keine medikamentöse GvHD-Prophylaxe mit den lebertoxischen Immunsuppressiva Cyclosporin und Methotrexat erforderlich war.

Diese drei Studien bestätigen bei Standardrisikopatienten das Konzept der Dosisintensivierung als Mittel zur Reduktion des Rezidivrisikos. Sie zeigen aber auch, dass eine Verbesserung des Gesamtergebnisses nur zu erwarten sind, wenn es gelingt, Verfahren zur selektiven Bestrahlung des Knochenmarks bei gleichzeitiger Schonung der übrigen Organe zu entwickeln. Einen Ansatz für eine solche Vorgehensweise stellt die Verwendung radioaktiv markierter Antikörper, die sogenannte Radioimmuntherapie dar [6].

In Tierexperimenten konnte Anfang der neunziger Jahre in der Tat gezeigt werden, dass es durch Verwendung von ^{131}I-markierter Antikörper gegen das CD33- bzw. CD45-Antigen möglich ist, eine Anreicherung der Strahlung im Knochenmark bzw. in der Milz um den Faktor 3-4 bzw. 10 im Vergleich zu den am stärksten exponierten normalen Organen zu erreichen [7-9]. Weiterhin konnte gezeigt werden, dass die markierten Antikörper ihre Hauptwirkung nicht durch das Abtöten der direkt markierten Zellen ausüben, sondern mittels des sogenannten Crossfire-Effekts [10]. Modellrechnungen zeigen, dass auf die den Antikörper bindende Zelle bei Verwendung von ^{131}I oder ^{188}Re nur etwa 1 % der abgegebenen Energie entfallen, während 99 % der Zerfallsenergie Zellen in der Umgebung der markierten Zelle treffen [11]. Die Zerstörung nicht-markierter Zellen wird als Crossfire-Effekt bezeichnet. Durch den Crossfire-Effekt können Radioimmunkonjugate auch antigennegative Tumorzellen abtöten, andererseits führt der Crossfire-Effekt zwangsläufig auch zu einer gewissen Organtoxizität. Im Falle der Radioimmuntherapie akuter Leukämien mit Radioimmunkonjugaten bedeutet dies, dass die Hämatotoxizität dosislimitierend ist, und dass bei Verwendung höherer Dosierungen ein Stammzellersatz zwingend erforderlich ist [6]. In Abbildung 5.1 ist der Crossfire-Effekt bei der Radioimmuntherapie einer akuten Leukämie schematisch dargestellt.

5.2. Ergebnisse

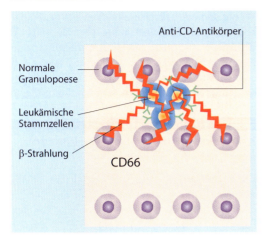

Abb. 5.1: Das Konzept des Crossfire-Effekts bei der Radioimmuntherapie akuter Leukämien.

Aus diesen Experimenten lassen sich bezüglich der einzusetzenden Antikörper und Nuklide optimale Voraussetzungen definieren.

■ Anforderungen an den Antikörper

Die wesentlichen Anforderungen an den Antikörper sind:

- Spezifität für ein leukämie- und/oder hämopoesespezifisches Antigen, das in hoher Dichte auf den Zielzellen exprimiert wird und nicht moduliert wird
- Geeigneter Isotyp, vorzugsweise IgG
- Vorzugsweise in humanisierter Form vorliegend

■ Anforderungen an das Nuklid

Bezüglich des Nuklid gelten folgende Anforderungen:

- Möglichst reiner β-Strahler
- Hohe Teilchenenergie
- Kurze physikalische Halbwertszeit
- Einfache Strahlenchemie
- Gute Verfügbarkeit

Die in den letzten zehn Jahren in klinischen Studien eingesetzten Radioimmunkonjugate erfüllen diese Anforderungen nur bedingt (☞ Tab. 5.1+5.2). An Antikörpern wurden anti-CD33, anti-CD45 sowie anti-CD66 murinen Ursprungs eingesetzt, an Nukliden ^{131}I und ^{188}Re. Nachfolgend wird auf die einzelnen Studien und ihre Limitierungen detaillierter eingegangen.

5.2. Ergebnisse

5.2.1. Studien zur dosisintensivierten Konditionierung mit ^{131}I-markierten anti-CD33 Antikörpern

Das CD33-Antigen wird auf > 85 % aller AML-Blasten exprimiert, nicht aber auf hämopoetischen Stammzellen oder auf nichthämopoetischen Geweben. Aufgrund dieser Eigenschaften wurden in zwei Studien in Seattle und New York ^{131}I-markierte anti-CD33 Antikörper eingesetzt [12,13]. Die vom ^{131}I abgegebene β-Strahlung hat im Gewebe eine maximale Reichweite von 2,4 mm und eine relativ geringe Energie. Der signifikante Anteil an γ-Strahlung ist für die Durchführung einer Dosimetrie günstig, führt aber zu einer signifikanten

Antigen	Expression auf leukämischen Blasten	Hämopoese-spezifisch	Expressionsdichte	Modulation/Internalisation
CD33	+	ja	$5 \times 10^3 - 1 \times 10^4$ /Zelle	ja
CD45	+	ja	2×10^5 /Zelle	nein
CD66	–	nein	2×10^5 /Zelle	nein

Tab. 5.1: Zielantigene für Radioimmuntherapie akuter Leukämien.

Nuklid	Art der Strahlung	Halbwertszeit	Mittlere Energie	Mittlere Reichweite	Radiochemie
^{131}I	β, γ	8d	0,6 MeV	0,7 mm	einfach
^{188}Re	β, γ	17h	2,1 MeV	4,0 mm	einfach
^{90}Y	β	64h	2,2 MeV	5,0 mm	komplex

Tab. 5.2: Therapeutische Nuklide für die Radioimmuntherapie.

Strahlenexposition gesunder Gewebe und der Umgebung. Dieser γ-Anteil und die lange Halbwertszeit von 8 Tagen machen eine Isolierung der Patienten in Strahlenschutzräumen erforderlich. Der Hauptvorteil des ^{131}I liegt in seiner Verfügbarkeit, der einfachen Radiochemie und der langjährigen Erfahrung in der Markierung von Proteinen mit diesem Isotop (6). In der Seattler Studie wurden insgesamt 9 Patienten mit refraktärer AML mit dem ^{131}I-markiertem p67-anti-CD33 Antikörper dosimetriert, und 4 Patienten mit günstiger Dosimetrie wurden einer Radioimmuntherapie mit nachfolgender Standardkonditionierung (TBI 12 Gy, Endoxan 120 mg/kg) und Stammzelltransplantation zugeführt. Alle 4 Patienten erzielten eine komplette Remission, aber bei 3 von 4 entwickelte sich letztendlich ein Rezidiv (12). Am Memorial-Sloan Kettering Hospital in New York wurden insgesamt 31 Patienten mit refraktärer oder rezidivierter AML mit dem ^{131}I-markierten M195-Antikörper, einem Maus-IgG 2a-anti-CD33-Antikörper oder dem ^{131}I-markierten humanisierten HuM195 behandelt, anschließend erfolgte eine myeloablative Konditionierung mit Bu 16 mg/kg und Endoxan 120 mg/kg und eine Transplantation allogener Stammzellen (14). In 27 Fällen handelte es sich um eine Ersttransplantation, in 4 Fällen um eine Zweittransplantation. Von den 25 evaluierbaren Patienten mit einer Ersttransplantation erreichten 24 eine komplette Remission, 3 leben in anhaltender Remission. Die 4 Patienten mit einer Zweittransplantation sind alle an Komplikationen der Therapie verstorben. In beiden Studien wurde keine erhöhte Toxizität beobachtet, so dass sie die Machbarkeit des Konzepts belegen. Der letztendlich jedoch ungenügende antileukämische Effekt deutet jedoch darauf hin, dass weder der gewählte Antikörper bzw. das Zielantigen noch das Nuklid optimal waren (15). Die genauere Analyse zeigte, dass das CD33-Antigen in relativ geringer Dichte auf den leukämischen Blasten exprimiert wurde, und dass es bei beiden Antikörpern zu einer raschen Internalisierung der Antigen-Antikörperkomplexe kam. Die Internalisierung wiederum führte zur intrazellulären Abspaltung des Isotops, so dass die erreichbare Zieldosis im Knochenmark durch die kurze biologische Halbwertszeit limitiert war. Aus den Erfahrungen mit diesen beiden ersten Studien haben die beteiligten Institutionen recht unterschiedliche Schlussfolgerungen gezogen.

Während die Arbeitsgruppe in Seattle unter Beibehaltung des ^{131}I auf den Einsatz eines anti-CD45-Antikörpers umgestiegen ist, hat die Gruppe in New York den bisherigen Maus-anti-CD33 durch einen humanisierten anti-CD33 Antikörper ersetzt und verwendet ^{90}Yttrium statt ^{131}I (☞ unten).

5.2.2. Studien zur dosisintensivierten Konditionierung mit ^{131}I markierten anti-CD45 Antikörpern

Das CD45-Antigen weist im Vergleich zum CD33-Antigen eine Reihe von Vorzügen auf. Die Expressionsdichte auf leukämischen Blasten ist um den Faktor 10 höher, die Antigen-Antikörperkomplexe werden nicht internalisiert und das Antigen wird nicht nur auf myeloischen Leukämien exprimiert sondern auch auf lymphatischen Leukämien [9,15]. Matthews et al. konnten in zwei konsekutiven Arbeiten zeigen, dass es bei Verwendung des CD45-Antikörpers zu einer wesentlich stärkeren Anreicherung des Nuklids im Knochenmark kommt als in der Vorstudie mit dem anti-CD33-Antikörper [9,16]. In den beiden Arbeiten werden die dosimetrischen Ergebnisse von insgesamt 44 Patienten mit rezidivierten oder refraktären Leukämien beschrieben. Bei 34 Patienten (84 %) wurde eine günstige Dosimetrie beobachtet, und diesen Patienten wurde dann eine therapeutische Dosis des Radioimmunkonjugats verabreicht. Es folgte dann eine Standardkonditionierung mit TBI/Endoxan und die Transfusion von hämopoetischen Stammzellen. Die Mehrzahl der Patienten erhielt die Stammzellen von HLA-Identischen Familienspendern, bei einem kleineren Anteil der Patienten wurden autologe Stammzellen eingesetzt. Durch die Radioimmunkonjugate konnte die Knochenmarkdosis im Mittel um 24 Gy erhöht werden. Die Leber und die Schleimhäute erwiesen sich als dosislimitierende Organe, wobei die Grenzdosis für die Leber bei 10,5 Gy lag. Insgesamt war die Organtoxizität bei den RIT behandelten Patienten im Vergleich zu einer Transplantation nach Standardkonditionierung nicht erhöht. Nach einer medianen Nachbeobachtungszeit von knapp fünfeinhalb Jahren lag die Wahrscheinlichkeit für eine rezidivfreies Überleben bei 28 % [16]. Diese Studien zeigen eindeutig, dass die Radioimmunkonjugate eine deutliche Erhöhung der Knochenmarkdosis ohne eine erhöhte Organtoxizität ermöglichen.

In einer Folgestudie wurde der ^{131}I-markierte anti-CD45 Antikörper zur Intensivierung der Konditionierung bei 40 Patienten mit Hochrisiko-AML eingesetzt. Die restliche Konditionierung bestand aus Busulfan/Endoxan in Standarddosierung, als Spender wurden HLA-identische Familienspender verwendet. Die Ergebnisse der Studie liegen bisher nur in Abstraktform vor. Es wird über ein rezidivfreies Überleben von 70 % berichtet [17].

5.2.3. Studien zur dosisintensivierten Konditionierung mit ^{188}Re-markierten anti-CD66 Antikörpern

Das CD66-Antigen wird in hoher Zelldichte auf Zellen der normalen Granulopoese exprimiert. Myeloische Blasten exprimieren das Antigen in der Regel nicht, auf CD10-positiven lymphatischen Blasten wird häufig eine aberrante Expression beobachtet. Der kommerziell verfügbare anti-CD66 Antikörper (anti-Granulocyte®) bindet mit hoher Affinität an das CD66-Antigen, eine Internalisierung oder ein Shedding des Antigen-Antikörperkomplexes erfolgt nicht. Rhenium-188 ist ein fast reiner β-Strahler (85 %) mit einer hohen Teilchenenergie und einer mittleren Reichweite im Gewebe von 4mm. Die physikalische Halbwertszeit ist mit 17h kurz, die Radiochemie ist der des Tc-99m sehr ähnlich. In dem Zeitraum zwischen Februar 1998 und September 2001 sind an der Universitätsklinik Ulm mehr als 120 Patienten mit Hochrisikoleukämien mit dem Radioimmunkonjugat dosimetriert und bei günstiger Dosimetrie (definiert als eine höhere Dosis für das Knochenmark als für jedes andere Organ mit Ausnahme der Milz) therapiert worden. Anschließend folgte eine Standardkonditionierung mit TBI/Endoxan bzw. Bu/Endoxan und eine Stammzelltransplantation. Eine detaillierte Auswertung liegt für 57 Patienten mit AML/MDS vor, die Ergebnisse sind kürzlich publiziert worden [18,19]. In die Studie bei AML/MDS wurden erwachsene Patienten bis zum Alter von 60 Jahren eingeschlossen, die eine Hochrsisko-AML in 1. CR, eine höhere CR oder eine gute PR (= 25 % Blasten im KM) hatten. Als Spender wurden HLA-identische Familien-oder Fremdspender sowie HLA-teilkompatible Familienspender eingesetzt, in 4 Fällen wurden unmanipulierte autologe periphere Blutstammzellen verwendet. Die mittlere Knochenmarkdosis lag bei 15,5Gy, die Niere war das Organ mit der höchsten Strahlenexposition.

Die Akutverträglichkeit der Konjugate war exzellent, und auch die Organtoxizität nach Transplantation war nicht höher als nach Standardkonditionierung. Bei 8 Patienten wurde ca. 6 Monate nach Transplantation eine Nierenfunktionseinschränkung beobachtet, die als Strahlennephropathie interpretiert wurde. Das Risiko für die Entwicklung dieser Komplikation war eindeutig mit der Gesamtstrahlenexposition der Niere korreliert, bei Patienten mit Bu/Endoxan Konditionierung wurde diese Komplikation bisher nicht beobachtet. Nach einer medianen Nachbeobachtungszeit von 36 Monaten beträgt die Wahrscheinlichkeit für das rezidivfreie Überleben der Gesamtgruppe 47 %. Eine genauere Analyse zeigt eine ausgeprägte Abhängigkeit des rezidivfreien Überlebens von der Tumorlast zum Zeitpunkt der Transplantation. Bei einem Blastenanteil im Knochenmark von < 15 % überlebten 71 % der Patienten rezidivfrei, bei einem Blastenanteil von > 15 % nur bei 8 %.

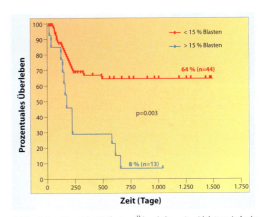

Abb. 5.2: Krankheitsfreies Überleben in Abhängigkeit vom Blastenanteil im Knochenmark vor Transplantation.

5.2.4. Studien zur dosisreduzierten Konditionierung mit ^{188}Re-markierten anti-CD66 Antikörpern

In den oben beschriebenen Studien wurden die Radioimmunkonjugate jeweils zur Intensivierung der Konditionierung bei Hochrisikopatienten eingesetzt. Die Selektivität der Bestrahlung legt den Gedanken nahe, die Ganzkörperbestrahlung mittelfristig durch Radioimmunkonjugate zu ersetzen. Insbesondere könnten Radioimmunkonjugate eine attraktive Komponente dosisreduzierter Konditionierungsprotokolle darstellen, da sie potentiell eine myeloablative Therapie bei reduzierter Organtoxizität möglich machen. Seit September 1998 haben wir gemeinsam mit den Kollegen Martin (Frankfurt) und Hertenstein (Hannover) insgesamt 22 Patienten in eine Studie zur dosisreduzierten Konditionierung eingebracht. Die krankheitsbezogenen Einschlusskriterien waren wie in der obengenannten Studie, die obere Altersgrenze lag bei 65 Jahren. Die Patientengruppe bestand überwiegend aus Patienten mit refraktärer AML/ALL oder AML/ALL in höherer Remission, knapp ein Viertel der Patienten war nach einer vorangegangenen allogenen oder autologen Transplantation rezidiviert. Das mediane Alter der Patienten lag bei 59 Jahren (Range 18-66 Jahre). Alle Patienten hatten eine günstige Dosimetrie und erhielten dann eine therapeutische Dosis des markierten Antikörpers. Die dosisreduzierte Konditionierung umfasste

- bei 8 Patienten Fludarabin 180 mg/m^2 und ATG 40mg/kg
- bei 11 Patienten Fludarabin 580 mg/m^2/ATG 40 mg/kg/Melphalan 140mg/m^2
- 3 Patienten wurden zusätzlich mit Busulfan oder Thiotepa behandelt

Stammzellspender war in 14 Fällen ein HLA-identischer Familienspender und in 8 Fällen ein HLA-identischer Fremdspender. Die mittlere antikörpervermittelte Knochenmarkdosis lag bei 14,3 Gy, wie in der Studie zur dosisintensivierten Konditionierung war die Niere das normale Organ mit der höchsten Strahlenexposition. Die Akutverträglichkeit des Konjugats war gut, eine erhöhte Organtoxizität nach Transplantation wurde nicht beobachtet. Nach einer mittleren Nachbeobachtungszeit von 12 Monaten lebten 41 % der Patienten rezidivfrei.

Auch der ^{131}I-markierte anti-CD45 Antikörper ist inzwischen in Seattle im Kontext einer dosisreduzierten Konditionierung eingesetzt worden, Daten liegen bisher aber keine vor [15].

5.3. Literatur

1. Thomas E, Lochte H, Cannon J, Sahler O, Ferrebee J. Supralethal whole body irradiation and isologous marrow transplantation in man. J Clin Invest. 1959; 38:1709-1716

2. Appelbaum F. Allogeneic hematopoietic stem cell transplantation for acute leukemia. Sem. Oncol. 1997; 24:114 -123

3. Clift R, Buckner C, Appelbaum F, Bearman S, Petersen F, Fisher L, Anasetti C, Beatty P, Bensinger W, Doney K, Hill R, McDonald G, Martin P, Sanders J, Singer J, Stewart P, Sullivan K, Witherspoon R, Storb R, Hansen J, Thomas E. Allogeneic marrow transplantation in patients with acute myeloid leukemia in first remission: a randomized trial of two irradiation regimens. Blood 1990;76:1867-1871

4. Clift R, Buckner C, Appelbaum F, Bryant E, Bearman S, Petersen F, Fisher L, Anasetti C, Beatty P, Bensinger W, Doney K, Hill R, McDonald G, Martin P, Meyers J, Sanders J, Singer J, Stewart P, Sullivan K, Witherspoon R, Storb R, Hansen J, Thomas E. Allogeneic marrow transplantation in patients with chronic myeloid leukemia in the chronic phase. A randomized trial of two irradiation regimens. Blood 1991; 77:1660

5. Papadopoulos E, Carabasi M, Castro-Malespina H, Childs B, Mackinnon S, Boulad F, Gillio A, Kernan N, Small T, Szabolcs P, Taylor J, Yahalom J, Collins N, Bleau S, Black P, Heller G, O´Reilly R, Young J. T-cell-depleted allogeneic bone marrow transplantation as postremission therapy for acute myelogenous leukemia: freedom from relapse in the absence of graft-versus-host disease. Blood 1998; 91:1083-1090

6. Wilder R, DeNardo G, DeNardo S. Radioimmunotherapy: recent results and future directions. J Clin Oncol. 1996; 14:1383-1400

7. Van der Jagt R, Badger C, FR A, Press O, Matthews D, Eary J, Krohn K, Bernstein I. Localization of radiolabeled anti-myeloid antibodies in a human acute leukemia xenograft model. Cancer Res. 1992; 52:89

8. Matthews D, Appelbaum F, Eary J, Hui T, Fisher D, Martin P, Durack L, Nelp W, Prss O, Badger C, Bernstein I. Radiolabeled ant-CD45 monoclonal antibodies target lymphohemapoetic tissue in the macaque. Blood 1991; 78:1864 -1874

9. Matthews D, Appelbaum F, Eary J, Fisher D, Durack L, Bush S, Hui T, Martin P, Mitchell D, Press O, Badger C, Storb R, Nelp W, Bernstein I. Development of a marrow transplant regimen for acute leukemia using targeted hematopoietic irradiation delivered by 131-I labelled anti-CD45 antibody combined with cyclophosphamide and total body irradiation. Blood.1996; 85:1122-1131

10. Nourigat C, Badger C, Bernstein I. Treatment of lymphoma with radiolabeled antibody.: elimination of tumor cells lacking target antigen. J Natl Cancer Inst. 1990; 82:47-50

11. Reske S, Bunjes D, Buchmann I, Seitz U, Glatting G, Neumaier B, Kotzerke J, Buck A, Martin H, Bergmann L. Targeted bone marrow irradiation in the conditioning of

high-risk leukemia prior to stem cell transplantation. Eur J Nucl Med. 2001; 28:807-815

12. Appelbaum F, Matthews D, Eary J, Badger C, Kellog W, Press O, Martin P, Fisher D, Nelp W, Thomas E, Bernstein I. The use of radiolabelled anti-CD33 antibody to augment marrow irradiation prior to marrow transplantation for acute myelogenous leukemia. Transplantation 1992; 54:629-633

13. Jurcic J, Caron P, Nikula T, Papadopoulos E, Finn R, Gansow O, Miller W, Geerlings M, Warrel R, Larson S, Scheinberg D. Radiolabeled anti-CD33 monoclonal antibody M195 for myeloid leukemias. Cancer Res (Suppl). 1995; 55:5908a-5910a

14. Burke J, Caron P, Papadopoulos E, Divgi C, Sgouros G, Panageas K, Finn R, Larson S, O`Reilly R, Scheinberg D, Jurcic J. Cytoreduction with iodine-131-anti- CD33 antibodies before bone marrow transplantation for advanced myeloid leukemias. Bone Marow Transplant. 2003;32:549-556

15. Ruffner K, Matthews D. Current uses of monoclonal antibodies in the treatment of acute leukemia. Sem Oncol. 2000; 27:531-539

16. Matthews D, Appelbaum F, Eary J, Fisher D, Durack L, Hui T, Martin P, Mitchell D, Press O, Storb R, Bernstein I. Phase I study of 131 I-anti CD45 antibody plus cyclophosphamide and total body irradiation for advanced acute leukemia and myelodysplastic syndrome. Blood 1999; 94:1237-1247

17. Appelbaum F. Immunologic approaches to the treatment of acute myeloid leukemia. Hematology 2001:73-77

18. Bunjes D, Buchmann I, Duncker C, Seitz U, Kotzerke J, Wiesneth M, Dohr D, Stefanic M, Buck A, Von Harsdorf S, Glatting G, Grimminger W, Karakas T, Munzert G, Döhner H, Bergmann L, Reske S. 188-Re labeled anti-CD 66 (a,b,c,e) monoclonal antibody to intensify the conditioning regimen prior to stem cell transplantation for patients with high-risk acute myeloid leukemia or myelodysplastic syndrome : results of a phase I-II study. Blood 2001; 98:565-572

19. Bunjes D. 188 Re-labelled anti-CD66 monoclonal antibody in stem cell transplantation for patients with high-risk acute myeloid leukemia. Leukemia and Lymphoma 2002; 43:2127-2133

Monoklonale Antikörper bei lymphatischen Leukämien

6. Monoklonale Antikörper bei lymphatischen Leukämien

Antikörper sind schon früh zur Diagnostik von Leukämien eingesetzt worden. Es bedurfte aber der Entwicklung monoklonaler Antikörper durch Köhler und Milstein, um den Grundstock für eine breitere therapeutische Anwendung zu legen. Nur spezifische Antikörper hoher Reinheit und mit praktisch unbegrenzter Verfügbarkeit erlaubten, in Therapiestudien den wahren Stellenwert dieser Therapieform auszutesten.

Leukämien stellen die Antikörpertherapie vor besondere Herausforderungen. Durch die üblicherweise hohe Zellmasse wird der Antikörper wie von einem Schwamm aufgesogen (*antigen sink*). Im Gegensatz zu Lymphomen, bei denen etwa signifikante Mengen des chimären CD20-Antikörpers Rituximab (Mabthera®) auch Monate nach Gabe noch nachweisbar sind, kann bei einer zellreichen Chronischen Lymphatischen Leukämie (CLL) der gleiche Antikörper wenige Tage nach der Gabe in der Zirkulation nicht mehr nachweisbar sein. Für Leukämien ist also besonders zu bedenken, dass die benötigte Antikörpermenge von der Zahl der Antigene pro Zelle und der Zahl der Antikörperbindenden Zellen abhängig ist. Ggf. sollte also eine gegenüber den Lymphomen höhere Dosierung oder aber kürzere Behandlungsintervalle gewählt werden. Beides ist für Rituximab bei der Behandlung der CLL, kontrastierend zu Beobachtungen bei Patienten mit follikulären Lymphomen, gezeigt worden [2,22]. Plötzlich einsetzende Zelllysen sind zwar nach Antikörpergabe beschrieben, aber nicht die Regel. Vielmehr scheint etwa eine suffiziente Hydratation wie bei der Chemotherapie hilfreich zu sein. Nichtsdestotrotz sind Lungenembolie-ähnliche Bilder beobachtet worden. Zu beachten ist auch, dass, bis auf wenige Ausnahmen, wie Antiidiotyp-Antikörper, neben malignen Zellen auch das Antigen tragende, gutartige Immunzellen depletiert werden. Dies kann zu schweren Immundefizienzen wie etwa bei dem CD52-Antikörper Alemtuzumab (MabCampath®) führen.

Während Antikörper anfänglich als Monotherapie eingesetzt wurden, wird nun, gerade auch bei mit hohen Zellmengen einhergehenden Leukämien, die Immuntherapie eher in ein multimodales Therapiekonzept eingebettet. Die längste und umfangreichste Erfahrung besteht hier wiederum für Rituximab bei der CLL, wo etwa die Kombination von Fludarabin und Endoxan mit gleichzeitiger Antikörpergabe überzeugende synergistische Effekte gezeigt hat.

Aus den oben skizzierten Zusammenhängen wird deutlich, dass gerade eine Therapie mit unkonjugierten Antikörpern je nach attackiertem Antigen gesondert betrachtet werden muss.

6.1. Antikörper gegen überwiegend auf B-Zellen exprimierte Antigene

6.1.1. CD20 Antikörper Rituximab

Rituximab war der erste von der Food and Drug-Administration zugelassene Tumorantikörper. Initial durchgeführte klinische Studien zeigten Aktivitäten speziell bei follikulären indolenten Lymphomen, aber auch bei Mantelzell-Lymphomen. Skepsis bestand gegenüber CLL-Patienten; einmal ist CD20 auf B-CLL weniger dicht exprimiert, zum anderen schien die typische Lymphomdosis mit 375 mg/m^2, viermal in wöchentlichen Abständen gegeben, nicht nachhaltig genug zu wirken. Hinzu kamen warnende Stimmen, die Probleme bei Antikörpergabe in Hyperleukozytose-Situationen gesehen hatten [55]. In letzter Zeit ist hier aber ein deutliches Umdenken zu bemerken.

■ **Chronische Lymphatische Leukämie**

Keating und Mitarbeiter steigerten konsequenterweise die Rituximabdosis auf 500 mg/m^2 bei CLL [38]. Byrd und Mitarbeiter schlugen eine dreimal wöchentliche Gabe für CLL-Patienten vor und zeigten deren Effektivität [2]. Nachdem für rezidivierte indolente Lymphome mit FCM und gleichzeitiger Rituximabgabe eine Überlegenheit, verglichen mit alleiniger Chemotherapie, von der Deutschen niedrig-malignen Lymphom Studiengruppe in einer randomisierten Studie gezeigt werden konnte [14], ist das Interesse an einer Kombinationstherapie auch für die CLL gestiegen [4]. Kürzlich konnte zudem für die CLL - wie für andere in-

Haarzell-Leukämie

Auch bei der Haarzell-Leukämie hat Rituximab sogar bei refraktären Patienten eine substanzielle Wirkung [19,27,36,51]. Es kann allerdings notwendig sein, über ein nur 4-wöchiges Behandlungsprotokoll hinauszugehen. Insbesondere eine Kombination mit den herkömmlich eingesetzten Purinanaloga Pentostatin oder 2-CDA erscheint für die Zukunft in Analogie zur Behandlung der B-CLL vielversprechend.

Akute Lymphatische Leukämie

Für die Akute Lymphatische Leukämie sind Erfahrungen mit Rituximab begrenzt. Dies liegt nicht nur an der Aggressivität der Erkrankung, die eine Monotherapie nicht nahelegt, sondern sicherlich auch daran, dass nur ein Teil der ALL-Blasten CD20 auf der Oberfläche exprimiert, während unreifere B-Vorläuferleukämien negativ sind. Nachdem aber bei Patienten über 60 Jahren mit Diffusgroßzelligem B-Zell Lymphom Coffier und Mitarbeiter [5] durch zu der CHOP-Standard-Chemotherapie zusätzliche Rituximabgabe eine Verbesserung sowohl des progressionsfreien als auch des Gesamt-Überlebens erreichten, wurde die Frage der Kombinationstherapie auch für die ALL dringender. Auch wenn noch keine Fallberichte übersteigende Studienergebnisse bekannt sind, ist Rituximab nunmehr etwa in der Deutschen ALL-Studiengruppe als integraler Teil des Protokolls vorgesehen.

6.1.2. CD22 Antikörper Epratuzumab

Neben dem CD20-Antigen kommen eine Reihe weiterer Antigene als geeignetes Target für eine Antikörpertherapie bei Leukämien in Frage. Das CD22-Antigen, das von dem Antikörper Epratuzumab erkannt wird, ist auf CLL-Zellen vergleichsweise stark exprimiert. Im Gegensatz zu CD20 wird CD22 nach Antikörperbindung in die Zelle inkorporiert, eine gerade für Immunkonjugate gewünschte Eigenschaft. Epratuzumab kann vergleichsweise zügig infundiert werden und hat nur geringe Nebenwirkungen. In Phase II-Studien hat es insbesondere bei follikulären aber auch bei aggressiven Lymphomen Wirkung gezeigt [28]. In einer kürzlich vorgestellten Phase II-Studie wurden Rituximab und Epratuzumab kombiniert gegeben. Dies war gut tolerabel und gerade CLL-Patienten sprachen an [11]. Ein radioaktives Epratuzumab-Immunkonjugat ist ebenfalls evaluiert worden. CD22-Antikörper sind auch in Immunkonjugate einbezogen worden. Nachdem das CD33-Calicheamicin-Konjugat (☞ Kap. 4.) Gemtuzumab Ozogamicin (Mylotarg®) bereits bei der AML breit eingesetzt wurde und beachtliche Aktivität gezeigt hat, bereitet die Herstellerfirma Wyeth nunmehr mit CMC-544 ein CD22-Calicheamicin-Konstrukt für die Klinik vor [7]. Ein Immunkonstrukt aus dem *single chain*-Fv-Fragment von CD22 und einem trunkierten Pseudomonas-Exotoxin konnte bei auf Purinanaloga refraktärer Haarzell-Leukämie ein substantielles Ansprechen zeigen, allerdings - um die Nebenwirkungen zu vermindern - in der Kombination mit anti-TNF-Antikörper Infliximab [26].

6.1.3. Andere Antikörper gegen B-lymphozytäre Antigene

Während bislang bei lymphatischen Leukämien Rituximab und Alemtuzumab, das unten separat besprochen werden soll, klinisch eingesetzt wurden, gibt es eine Reihe von weiteren Antikörpern gegen B-Zell-Neoplasien (Übersicht bei [33]). Neben dem Wunsch, die Behandlungsmöglichkeiten von Leukämien zu verbessern, und dem merkantilen Erfolg von Rituximab für die pharmazeutische Industrie liegt dies im besseren Verständnis der Wirkweise monoklonaler Moleküle begründet.

CD23 Antikörper Lumiliximab (IDEC-152)

Mit dem CD23 Antikörper Lumiliximab (IDEC-152), der gegen den auf CLL, aber nicht allen indolenten Non-Hodgkin-Lymphomen exprimierten niedrig-affinen IgE-Rezeptor gerichtet ist, ist eine weitere Substanz klinisch getestet worden. Dieser Antikörper schien in präklinischen Mausmodellen potenter als Rituximab. Sowohl die Lymphozytose im Blut als auch die Lymphadenopathie sprachen in einer Phase I-Studie bei vertretbarer Toxizität an [3].

Antikörper und Immunkonstrukte gegen CD19

CD19 ist ein schon früh in der B-linearen Entwicklung exprimiertes Antigen. Antikörper und Immunkonstrukte gegen dieses Antigen sind deshalb wiederholt erprobt worden [17]. CD19 Antikörper hatten in relevanten *in vitro*-Tests aber verglichen mit CD20 oder HLA-Klasse 2 Antikörpern schlechtere Aktivität. In einer Studie der CALGB mit 82 erwachsenen ALL-Patienten waren mit einem gegen CD19 gerichteten B4-Ricin-Immunkonjugat zwar die Nebenwirkungen akzeptabel, aber weder die minimale Resterkrankung noch die klinische Situation wurde nachhaltig günstig beeinflusst [49]. Auch Konstrukte aus CD19 gekoppelt mit dem Tyrosinkinaseinhibitor Genistein oder CD19 gebunden an PAP (*pokeweed antiviral protein*) waren klinisch aktiv.

■ Apolizumab (Hu1D10)

Apolizumab (Hu1D10) ist ein humanisierter Antikörper gegen die HLA-DRβ-Kette, der gegenwärtig klinisch bei CLL-Patienten getestet wird. Der Antikörper zeichnet sich nicht nur durch Apoptoseinduktion in B-CLL-Zellen aus [34] sondern ist zudem in der Lage, über Bindung an G-CSF stimulierte, den hochaffinen FcγR1-Rezeptor (CD64) exprimierende Granulozyten, Zielzellen zu eliminieren [48].

6.1.4. Das CD52-Antigen auf B- und T-Zellen: Alemtuzumab (Campath-1H) zur Therapie der B-CLL

Auf der Suche nach Antikörpern, die zur Komplement-abhängigen Lyse von T-Zellen führen, wurde in den frühen 80er Jahren am Pathologischen Institut der Universität Cambridge ein IgM-Antikörper durch Rattenimmunisierung hergestellt (Campath-1M), der das CD52-Antigen erkennt, welches zunächst durch diesen Antikörper definiert wurde. Bei diesem Antigen handelt es sich um ein Phosphoinositolglycan-verankertes Glyco-Protein mit einer Molekülgröße von 21-28 kd mit einer sehr kleinen Peptidkette von nur 12 Aminosäuren und extensiver Glykosylierung. Die biologische Funktion dieses Antigens ist noch weitgehend unbekannt, möglicherweise spielt es für die Zelladhäsion eine Rolle. Das Antigen wird in hoher Dichte vor allem auf Lymphozyten exprimiert, daneben auch auf Monozyten und Makrophagen, und in Epithelzellen der Samenwege [8]. CD52 wird nicht von Granulozyten, erythropoietischen Zellen oder Thrombozyten exprimiert, ebenso nicht auf hämatopoietischen Stammzellen, was durch das gute Engraftment von Campath T-Zell-depletierten Stammzellen unterstrichen wird. Die Expression auf Lymphozyten ist mit bis zu 5×10^5 Molekülen/Zelle sehr hoch, wobei bei der T-PLL die höchste Expression gefunden wird [16]. Das Antigen findet sich bei praktisch 100 % aller Patienten mit B-CLL, mit einer um den Faktor 50 stärkeren Expression im Vergleich zu CD20. Es wird nicht moduliert, wenn gleich eine lösliche Form beschrieben ist, welche die Wirksamkeit von Alemtuzumab beeinträchtigen könnte [31]. Während der ursprüngliche Ratten-IgM-Antikörper hauptsächlich zur T-Lymphozyten-Depletion im Rahmen der allogenen Knochenmark- bzw. Stammzelltransplantation eingesetzt wurde und nur eine marginale Effizienz bei der Behandlung von B-CLL-Patienten zeigte [9], wurde nachfolgend ein Ratten-IgG-2B-Antikörper entwickelt (Campath-1G), der neben einer Komplementaktivierung ebenfalls zur Antikörper-abhängigen zellulären Zytotoxizität beiträgt. In einer Studie erreichten 9 von 29 Patienten mit verschiedenen lymphatischen Neoplasien eine komplette Remission bei kumulativen Dosen von 250-680 mg Campath-1G. Die weitere Entwicklung dieses Antikörpers wurde aufgrund von Induktion von Antikörpern gegen das Rattenprotein bei einigen Patienten eingestellt. Aus diesem Grund wurde eine humanisierte Version dieses Antikörpers (Campath-1H, Alemtuzumab) entwickelt, dessen Affinität und biologische Aktivität vollständig erhalten werden konnte. Die klinische Entwicklung dieses Antikörpers wurde zunächst von Glaxo-Wellcome (früher Burroughs-Wellcome) und später durch Millennium (vormals Leukosite) und Ilex durchgeführt. In den ersten drei Phase I/II-Dosis-Findungsstudien mit Campath-1H wurden 175 Patienten mit lymphatischen Neoplasien in Dosierungen von 0,5 bis 240 mg 1-5 x/Woche behandelt. Da bei der 1 x/wöchentlichen Behandlung kein Ansprechen gesehen worden ist und bei Dosierungen von 3 x 80 mg/Woche oder höher schwerwiegende Nebenwirkungen auftraten, wurde für die folgenden Studien eine Dosierung von 3 x 30 mg/Woche als zweistündige Infusion als optimal abgeleitet. Dieses Applikationsschema hat sich bis heute zur Behandlung der B-CLL gehalten, obwohl bei diesen Studien nur 36 der 175 Patienten an einer B-CLL litten und die Infusions-assoziierten Nebenwirkungen aufgrund der damals nicht erfolgten Prämedikation mit Steroiden sicher aggraviert waren. In drei nachfolgenden Phase II-Studien wurden 149 Patienten mit fortgeschrittener B-CLL behandelt. Zu diesen Studien gehörte die zulassungsrelevante Studie Camp 211, in der 93 Fludarabin-refraktäre B-CLL-Patienten eingeschlossen wurden, bei denen sich ein Gesamtansprechen von 33 % (mit 2 % kompletten Remissionen), bei einer Remissionsdauer von 8,7 Monaten im Median und einem Medianüberleben von 16 Monaten zeigte [21]. Verglichen mit einem historischen Kollektiv von 147 Patienten des M.D. Anderson Cancer Centers mit Fludarabin-refraktärer Erkrankung, bei denen ein Gesamtansprechen bei nur 23 % bei einem Überleben von nur 9 Monaten gefunden wurde, erweist sich Alemtuzumab als eine der potentesten Substanzen für die Rezidivbehandlung bei der CLL. Der Antikörper wurde ohne das Vorliegen vergleichender Phase III-Studien im Rahmen eines beschleunigten Zulassungsverfahrens von der FDA im Mai 2001 und von der EMEA im Juli 2001 für die Behandlung der Fludarabin-refraktären CLL zugelassen. Die Ergebnisse der Zulassungsstudie wurden im Rahmen des Compassionate Use-Programms bei der Camp 511-Studie bei 187 Patienten mit Fludarabin-refraktärer B-CLL bestätigt, bei der sich ein Gesamtansprechen von 43 % mit 5 % kompletten Remissionen fand [42].

Bei der Zulassungsstudie betrug die mediane Zeit bis zum Erreichen einer Remission nur 1,5 Monate, wobei deutliche Unterschiede hinsichtlich der Lokalisation der Erkrankung zu verzeichnen sind. Während bereits in den ersten Wochen oft eine kompletter Rückgang der zirkulierenden Lymphozyten des Blutes festzustellen ist, ist meist eine 8- bis 12-wöchige Behandlung zum optimalen Verbesserung des Knochenmarks notwendig. Bezogen auf die Lokalisation sind auch deutliche Unterschiede im Ansprechen festzustellen. Während bei 97 % der Patienten eine vollständige Remission des peripheren Blutes zu erreichen ist, haben 61 % ein Ansprechen des Knochenmarks (mit 35 % kompletten Remissionen), 74 % eine Besserung der Lymphadenopathie und 80 % ein Ansprechen der Milz. Bei den Lymphknoten besteht eine deutliche Beziehung zur Größe. Während sich 64 % der Lymphknoten zwischen 1 und 2 cm zurückbilden, ist dies nur bei 15 % der Lymphknoten zwischen 2 und 5 cm festzustellen. Bei Lymphknoten über 5 cm kam es in keinem Fall zu einer kompletten Rückbildung.

Alemtuzumab wurde auch in der Primärtherapie der CLL getestet. In einer kleinen Studie mit 9 Patienten wurde ein Ansprechen bei 8 von 9 Patienten gesehen mit 3 kompletten Remissionen bei einer Dosierung von 30 mg i.v. oder subcutan 3 x/ Woche [39]. Dies wurde in einer größeren Studie mit 41 Patienten mit subcutanem Alemtuzumab 30 mg für 3x/Woche für bis zu 18 Wochen bestätigt, bei der sich eine Remissionsrate von 87 % und 19 % komplette Remissionen fanden [30]. Eine randomisierte Phase III-Studie mit unbehandelten Patienten, bei der Chlorambucil gegen Campath verglichen wird, wird derzeit durchgeführt (CAM307); erste Ergebnisse liegen jedoch bisher nur zur Toxizität vor [46]. Interessanterweise erweist sich Campath auch als wirksam bei Patienten mit prognostisch ungünstigen chromosomalen Aberrationen, wie z. B. eine Patientin mit 17p-Deletion und unmutierten IgH-Status, die eine Punktmutation im verbleibenden p53-Allel hat [47]. Diese Veränderungen sind mit einem extrem schlechten Ansprechen von Fludarabin aber auch Alkylanzien und Rituximab assoziiert. Das Ansprechen auf Alemtuzumab ist mit einem deutlich längeren medianen Überleben verbunden, so ist das mediane Überleben in der Zulassungsstudie bei den Respondern 50 Monate, während es in der Gesamtgruppe 16 Monate beträgt [21]. Das Ansprechen wird dabei nach den Kriterien der MCI-Working-Group zugrunde gelegt, bei denen eine komplette Remission einen Lymphozytenanteil im Knochenmark von < 30 % voraussetzt. Bei den meisten dieser Patienten ist mittels PCR oder Vierfarben-Durchfluss-Zytometrie eine minimale Resterkrankung festzustellen. Bei einer Serie von 77 vorbehandelten B-CLL-Patienten zeigte sich, dass das Erreichen einer minimalen Resterkrankung (MRD)-Negativität mit einem besonders langen Ansprechen assoziiert ist [25], was es nahe legt, die Behandlungsdauer bis zum Erreichen einer maximalen molekulargenetischen Response fortzusetzen. Derzeit ist es Standard, die Therapie durchzuführen, bis eine CR erreicht ist oder für max. 12 Wochen. Es besteht ein direkter Zusammenhang mit messbaren Serumspiegeln von Alemtuzumab und dem Vorhandensein einer minimalen Resterkrankung [1]. Messbare Serumspiegel sind somit ein Hinweis für ein Ansprechen und können möglicherweise zukünftig für Dosisreduktionen aber auch für eine Dosisintensivierung herangezogen werden. Bei diesem Antikörper zeigt sich sehr deutlich die Auswirkung der

Menge der leicht zugänglichen Antigene auf die Halbwertszeit, die von 1-2 Tagen zu Beginn der Behandlung von CLL Patienten bis zu 15-21 Tagen bei Gabe vor Stammzelltransplantation variiert [44]. Alemtuzumab kann aber auch primär zur Behandlung der MRD im Sinne einer Konsolidierung nach Chemotherapie eingesetzt werden. Rai et al. berichten über 57 Patienten, die als first-line-Therapie 4 Kurse Fludara erhielten und bei zumindest stabiler Erkrankung eine sechswöchige Therapie mit Alemtuzumab 30 mg 3x/Woche bekamen [41]. Bei 92 % konnte ein Ansprechen festgestellt werden, davon 42 % komplette Remissionen. Von 11 Patienten mit stabiler Erkrankung nach Fludarabin erreichten 3 eine komplette Remission und 5 eine partielle Remission nach Alemtuzumab. In einer weiteren Studie von Montillo et al. wurden 9 Patienten mit 3x wöchentlicher Alemtuzumab-Gabe von bis zu 10 mg über 6 Wochen nach Erreichen einer Remission nach FAMP behandelt [35]. Alle Patienten zeigten eine minimale Resterkrankung nach Chemotherapie, wovon 3 nach Alemtuzumab eine molekulare Remission erreichten. In einer Studie der Deutschen CLL-Studiengruppe (4-B-Studie) wurden Patienten nach Erreichen einer Remission nach Fludarabin ± Cyclophosphamid für Beobachtung oder 3x wöchentlich 30 mg Alemtuzumab für 12 Wochen [53] randomisiert. Bei der Studie kam es zu einer hohen Rate von Infektkomplikationen, weshalb diese frühzeitig beendet worden ist. Obwohl nur 11 Patienten im Alemtuzumab-Arm und 10 Patienten im Kontroll-Arm untersucht wurden, zeigte sich ein Trend hinsichtlich einer höheren Response-Rate und eines längeren progressionsfreien Überlebens. Fünf von sechs untersuchten Patienten im Alemtuzumab-Arm erreichten eine molekulare Remission, während keiner von 3 untersuchten Patienten des Kontroll-Armes eine molekulare Remission erreichte. Um den Stellenwert einer Erhaltungstherapie mit Alemtuzumab zu testen, wurden in einer randomisierten Phase II-Studie Patienten mit dem Standardregime 12 Wochen 30 mg 3x/Woche verglichen mit einer Erhaltungstherapie ab Erreichen einer partiellen Remission mit zunächst 30 mg 2x/Woche für 2 Wochen dann 30 mg 1x wöchentlich für 2 Wochen und dann 30 mg monatlich für mindestens 4 Monate [50]. Während beim Erhaltungsarm 5 von 6 Patienten eine Remission erreichten, davon 2 komplette Remissionen, wurde dies nur bei 7 von 11 Patienten erreicht. Es zeigte sich ebenfalls ein deutlicher Unterschied hinsichtlich des Gesamt-Überlebens mit 5,3 Monaten im Standard-Arm, während in dem Arm mit Erhaltungstherapie nach 16,7 Monaten das mediane Überleben noch nicht erreicht wurde. Hinsichtlich der Toxizität erwiesen sich beide Therapie-Arme als gleichwertig. Hinsichtlich einer wiederholten Gabe von Alemtuzumab bei B-CLL-Patienten sind nur spärliche Daten verfügbar. In einer Studie von Tison et al. wurde bei 3 Patienten die Machbarkeit wiederholter Behandlungen demonstriert [52], über die Effizienz wiederholter Kurse kann noch keine Aussage getroffen werden.

■ Nebenwirkungen

Die Gabe von Alemtuzumab ist mit einer Reihe von Nebenwirkungen assoziiert, wovon einige akut und Infusions-assoziiert sind, andere verzögert und in Zusammenhang mit der Myelosuppression und Immunsuppression stehen. Bei 149 Patienten der 3 genannten Phase II-Studien bei Fludarabin-refraktärer B-CLL wurden akute Infusions-assoziierte Nebenwirkungen bei über 80 % der Patienten beobachtet, am häufigsten Schüttelfrost und Fieber, daneben aber auch Übelkeit, Erbrechen, Müdigkeit und seltener Hypotonie und Dyspnoe [21,42]. Die Nebenwirkungen bestanden überwiegend während den ersten Behandlungen und gingen nach der Dosiseskalation sehr rasch zurück. Seit der routinemäßigen Prämedikation mit Steroiden, die die Wirksamkeit von Alemtuzumab nicht zu beeinträchtigen scheint, ist die Häufigkeit der Infusions-assoziierten Nebenwirkungen deutlich zurückgegangen. Die Steroidgabe sollte jedoch auf die Phase der Dosiseskalation beschränkt bleiben, um die Infektproblematik nicht zu aggravieren. Durch die Myelosuppression und lang anhaltende Immunsuppression ist eine hohe Rate von Infektionen festzustellen, bei den genannten 149 Patienten erlitten 59 % eine Infektion, wobei es sich bei 28 % um Grad III- oder IV-Infektion handelte. Es muss jedoch erwähnt werden, dass bei einem vergleichbaren Patientenkollektiv Fludarabin-refraktärer Patienten mit B-CLL, die nicht mit Alemtuzumab behandelt wurden, ebenfalls eine deutlich erhöhte Infektinzidenz gefunden wurde [40]. Unter der Alemtuzumab-Behandlung spielen vor allem opportunistische Infektionen, einschl. *Pneumocystis carinii*- und Aspergillus-Pneumonien, aber vor allem Cytomegalie-Virus- und *Herpes zoster*-Infektionen eine entscheidende Rolle. Ein Fall einer rhinocerebralen Mycosis wurde ebenfalls beobachtet. In den nachfolgenden Studien ist das Risiko einer *Pneumocystis carinii*-Pneumonie oder Herpes zoster deutlich reduziert, da zu diesem Zeitpunkt konsequent eine antivirale Prophylaxe mit Aciclovir oder Valaciclovir und eine antibakterielle Prophylaxe mit Cotrimoxazol durchgeführt wurde. Eine klinisch bedeutende Rolle spielten jedoch weiter die CMV-Reaktivierungen, die je nach Studie und Intensität des Monitorings zwischen 10 und 50 % liegen. Die Zahl der symptomatischen CMV-Erkrankungen bei B-CLL-Patienten wird in einer retrospektiven Analyse von 1.538 Patienten mit B-CLL mit unter 4 % angegeben [54], bei der derzeit laufenden Phase III-Studie zur Initialtherapie mit Alemtuzumab versus Chlorambucil sind jedoch CMV-Reaktivierungen in 53 % gefunden worden, wovon 10 % symptomatisch waren [46]. Es wird mittlerweile von vielen Seiten empfohlen, auch Patienten mit asymptomatischer CMV-Reaktivierung mit Ganciclovir/Valganciclovir oder Foscacir zu behandeln, wenn zweimal im Wochenabstand CMV-Antigen in Leukozyten nachweisbar ist oder bei semiquantitativer Bestimmung der CMV-DNA im Blut ein Anstieg festzustellen ist. Während der Gipfel der Infektion zwischen Woche 2 und 8 liegt, sind aber Infektionen auch Monate nach Beendigung der Alemtuzumab-Therapie beschrieben. Dies ist im wesentlichen auf eine lang anhaltende Lymphopenie zurückzuführen, mit erniedrigten Werten von bis zu einem Jahr. Interessanterweise weist ein Teil der regenerierenden Lymphozyten einen PNH-Phänotyp mit vielen Phosphoinositolglycan-verankerten Moleküle auf [15], der am ehesten auf präexistente PIG-A-Mutationen zurückzuführen ist [43]. Im Gegensatz zur Lymphopenie ist die Neutropenie deutlich kürzer. Mit einem Auftreten einer Grad III- bis IV-Neutropenie ist bei knapp 50 % der Patienten mit einem Maximum nach 5-8 Wochen zu rechnen. Bei neutrophilen Werten unter 500/mm^3 wird eine Therapiepause und ggf. G-CSF-Gabe empfohlen. Es scheint jedoch auch möglich, unter laufender G-CSF-Gabe die Therapie fortzusetzen. Es sind einig Fälle lang anhaltender Leukopenien beschrieben, überwiegend bei Patienten mit T-Zell-Erkrankungen, die zum Teil wohl durch eine viral-bedingte Hämophagozytose ausgelöst wurden, zum Teil jedoch ätiologisch unklar sind. Unter Alemtuzumab tritt ebenfalls eine Thrombozytopenie, häufig in den ersten Behandlungswochen (Grad III-IV bis 40 %) auf, die meist keine Therapieunterbrechungen erfordert. Bei Patienten mit initialer Thrombopenie ist oft eine merkliche Erholung der Thrombozytenwerte unter der laufenden Therapie festzustellen. In den seltenen Fällen handelt es sich bei den Thrombozytopenien um Immunthrombozytopenien, die unter Alemtuzumab beschrieben worden sind, ebenso wie autoimmunhämolytische Anämien, die zum Teil jedoch Coombs-negativ waren. Bei einem Teil der Fälle findet sich klinisch auch ein positiver Coombs-Test ohne Nachweis einer manifesten Hämolyse. Vorbestehende Autoimmunzytopenien können jedoch auch durch Alemtuzumab positiv beeinflusst werden, so gibt es Berichte über die erfolgreiche Behandlung von AIHA, ITP oder pure-red-cell aplasia mit Alemtuzumab [32,45].

■ Chemoimmuntherapie mit Alemtuzumab

Für viele Antikörper wurde in vitro ein Synergismus mit verschiedenen Zytostatika gefunden. Erste Berichte über eine Kombination von Alemtuzumab mit Fludarabin weisen auf eine hohe Wirksamkeit hin. Kennedy berichtet über 6 Patienten, die nach Fludarabin und Campath-Monotherapie rezidivierten und auf die Kombination in 5 Fällen angesprochen haben, incl. einer kompletten Remission [24]. Dabei wurde Campath-1H 30 mg 3 x/Woche über 12 Wochen gegeben und Fludarabin mit 25 mg/m2 für 3 Tage alle 28 Tage parallel verabreicht. In einer Phase II-Studie bei rezidivierter B-CLL wurde Fludarabin 3 Tage à 30 mg/m^2 mit Alemtuzumab für 3 Tage 30 mg/Tag alle 28 Tage wiederholt und bei 12 von 14 Patienten ein Ansprechen gesehen, darunter bei 7 Patienten eine komplette Remission [10]. Die Rate an Infektkomplikationen war extrem gering, es trat kein einziger Fall einer CMV-Reaktivierung auf. Eine Kombination der Antikörper Rituximab und Campath wird von Faderl et al. berichtet [13], die vierwöchentliche Gaben von Rituximab in einer Standarddosis von 375 mg/m^2 mit 2 x wöchentlicher Infusion von Alemtuzumab über 4 Wochen kombinierten. Sie beschrieben bei 48 Patienten in 52 % ein Ansprechen mit 8 % kompletten Remissionen. Diese Studie dokumentierte die Machbarkeit bei akzeptablem Nebenwirkungsprofil in der Kombination.

6.2. Antikörper gegen T-lymphozytäre Neoplasien

T-Zell-Leukämien machen zwar nur einen kleinen Teil der Lymphome bzw. akuten Leukämien aus, sind aber sehr heterogen. Die Antigenexpression ist bereits bei den T-ALL, je nach Differenzierungsgrad, sehr unterschiedlich. Die peripheren T-Zell-Lymphome sind hinsichtlich des Antigenbesatzes ebenfalls sehr heterogen, wenn auch im Gegensatz zu den T-ALL meistens den T-Zellrezeptor CD3 auf der Oberfläche tragend. Auch das klinische Spektrum von T-Zell-Neoplasien ist breit, allerdings sind gerade die peripheren T-Zell-Lymphome oder auch die kutanen T-Zell-Lymphome in der Endphase eine große therapeutische Herausforderung.

Zugelassen und damit breit verfügbar war früh der OKT3-Antikörper (Muromomab), allerdings mit der Indikation der Abstoßungskrise nach Nierenzelltransplantation. Allerdings kommen nur bei wenigen Patienten reife T-Zell ALL-Blasten mit CD3 auf der Oberfläche vor. Hier konnte durchaus eine Tumorzellverminderung erreicht werden und dabei deutlich höhere Antikörperdosen als in der Transplantationssituation gegeben werden [18]. Eine Toxizität durch ungewollte Zytokinfreisetzung aus den malignen T-Zellen, obwohl nicht grundsätzlich auszuschließen, zeigte sich nicht. Bei T-NHL scheint die normale T-Zell-Population häufig in ihrer Aktivität herabgesetzt, was Antikörpertherapien bei diesen Tumoren allerdings zusätzlich mit dem Risiko weiterer Immundefizienz behaftet.

Wegen der vergleichsweise häufigen Expression sind Antikörper gegen CD7 oder auch CD2 sporadisch eingesetzt worden, ohne aber wirklich umfangreicher klinisch getestet zu sein. Das CD25 Antigen, gegen das zwei Antikörper für die Transplatationsmedizin vorliegen, nämlich Basiliximab und Daclizumab, sind ebenso wie das Diphtherie-Interleukin-2-Fusionsprotein Denileukin Difitox (Ontak®) bei CD25 positiven Tumoren, speziell der Adulten T-Zell-Leukämie/Lymphom eingesetzt worden. Kleine Therapiestudien sind auch mit CD4-Antikörpern bei kutanen T-Zelllymphomen durchgeführt worden. Derzeit ist hier mit HuMax-CD4 ein humaner CD4 Antikörper mit beachtlichem Ansprechen in der klinischen Erprobung [37].

6.2.1. Der CD52 Antikörper Alemtuzumab bei T-Zellen-Neoplasien

Alemtuzumab, bereits oben für den Einsatz bei B-CLL beschrieben, erkennt mit dem CD52 Antigen eine Zielstruktur, die sich auch auf den meisten T-Zellneoplasien findet. In der Tat ist die Expression von CD52 auf T-differenzierten Zellen noch höher [16]. Bei der schwer zu therapierenden und oft mit extremer Leukozytose einhergehenden T-Prolymphozytenleukämie (T-PLL) hat Alemtuzumab den bisherigen Standard Pentostatin abgelöst. Dearden und Keating zeigten statt bisher 10 % komplette Remissionsraten von 40-60 % für Alemtuzumab. Ebenso war die teilweise Jahre anhaltende Remissionsrate. Dearden schlug vor, zum Zeitpunkt der kompletten Remission zur weiteren Konsolidierung eine allogene Stammzelltransplantation durchzuführen [6]. Wie die Analyse eines in unserer Klinik behandelten Patienten zeigt (☞ Abb. 6.1), kommt es aber auch zu einer dramatischen Depletion der gerade bei T-Zellneoplasien oft schon verminderten normalen T-Zellen. Diese kann durchaus bei einer 12-wöchigen Alemtuzumabtherapie 5 Monate andauern.

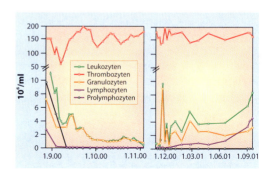

Abb. 6.1: Alemtuzumab (Campath-1H) in der Behandlung eines Patienten mit T-PLL. Depletion verschiedener Blutzellen und langsame Normalisierung nach fast einem Jahr.

Neben einer antiviralen Prophylaxe ist deshalb nicht nur während der Antikörpergabe sondern auch noch nach Therapieende auf Virusinfekte, speziell CMV und HSV zu achten. CMV-Reaktivierungen sind nicht selten und entsprechende Kontrollen sind notwendig; auch etwa Resistenzen von Herpesviren auf Aciclovir können auftreten. Auch mykotische und andere Infekte sind beschrieben worden. Wie in Abb. 6.1 ersichtlich, ist unter Alemtuzumabtherapie auch eine gewisse Neutropenie zu beobachten, in wenigen Fällen können sogar lang anhaltende Panzytopenien auftreten.

Ermutigt durch die Erfolge bei der T-PLL wurde der Antikörper auch bei Patienten mit fortgeschrittenen kutanen T-Zelllymphomen in einer Scandinavisch-deutschen Studie eingesetzt [29]. Mit 55 % partiellen und kompletten Remissionen zeigte sich ein beeindruckendes Ansprechen. Ein unterschiedlicher Erfolg nach Kompartiment war dabei deutlich. Blut sprach besser an als Lymphknoten, und die Erythrodermie besser als Plaques/Tumoren. Der quälende Juckreiz ging meist gut zurück. Infektionen, speziell virale oder durch atypische Keime, wurden in etwa der Hälfte der Patienten beobachtet.

Letztlich wurde bei den sehr heterogenen, aber meist mit ungünstiger Prognose versehenen Patienten mit PTCL Alemtuzumab eingesetzt [12]. Bei der vergleichsweise kleinen Zahl von 14 vortherapierten PTCL-Patienten entstand ein kontroverses Bild: einerseits bis zu einem Jahr anhaltende Remissionen anderseits ausgeprägte Infektionen und EBV-assoziierte Hämophagozytosebilder. Trotz der substanziellen Morbidität fordert das teilweise beeindruckende Ansprechen der schweren Krankheitsbilder eine weitere Evaluation von Alemtuzumab in dieser Indikation.

6.3. Ausblick

Rituximab hat der Antikörpertherapie in der Onkologie zum Durchbruch verholfen. Nicht alle therapeutisch für Leukämien und Lymphome nutzbaren Antikörper werden ein so günstiges Nebenwirkungsspektrum haben und sich so zur Kombination mit Chemotherapie anbieten. Alemtuzumab hat sowohl bei der CLL als auch bei Kutanen T-Zelllymphomen eine beeindruckende Aktivität. Eine Reihe weiterer Antikörper und Immunkonstrukte ist bei den lymphatischen Leukämien eingesetzt worden, ohne dass ihr Stellenwert sich bereits abzeichnet. Zusätzliches Wissen über Wirkmechanismen wird helfen, die Antikörpertherapie zu optimieren. Gerade bei den zellreichen Leukämien wird es zudem darauf ankommen, die gegenüber Chemotherapie andere, nämlich auch Tumorzell-abhängige Pharmakokinetik zu berücksichtigen. Für die ALL und die PTCL müssen zudem dringend weitere Antikörper evaluiert werden.

6.4. Literatur

1. Albitar M, Manshouri T, Giles F, Kantarjian HM, Keating MJ, O'Brien S. Correlation between Campath-1H and Response to Therapy in Patients with Chronic Lymphocytic Leukemia Treated for Minimal Residual Disease. Blood. 2002; 100:804a.

2. Byrd JC, Murphy T, Howard RS, Lucas MS, Goodrich A, Park K, Pearson M, Waselenko JK, Ling G, Grever MR, Grillo-Lopez AJ, Rosenberg J, Kunkel L, Flinn IW. Rituximab using a thrice weekly dosing schedule in B-cell chronic lymphocytic leukemia and small lymphocytic lymphoma demonstrates clinical activity and acceptable toxicity. J Clin Oncol. 2001; 19:2153-64.

3. Byrd JC, OBrien S, Flinn I, Kipps TJ, Weiss MA, Reid J, Wynne D, Leigh BR. Interim Results from a Phase I Study of Lumiliximab (IDEC-152, Anti-CD23 Antibody) Therapy for Relapsed or Refractory CLL. Blood. 2003a; 102:74a.

4. Byrd JC, Peterson BL, Morrison VA, Park K, Jacobson R, Hoke E, Vardiman JW, Rai K, Schiffer CA, Larson RA. Randomized phase 2 study of fludarabine with concurrent versus sequential treatment with rituximab in symptomatic, untreated patients with B-cell chronic lymphocytic leukemia: results from Cancer and Leukemia Group B 9712 (CALGB 9712). Blood. 2003b; 101:6-14.

5. Coiffier B, Lepage E, Briere J, Herbrecht R, Tilly H, Bouabdallah R, Morel P, Van DNE, Salles G, Gaulard P, Reyes F, Lederlin P, Gisselbrecht C. CHOP chemotherapy plus rituximab compared with CHOP alone in elderly patients with diffuse large-B-cell lymphoma. N Engl J Med. 2002; 346:235-42.

6. Dearden CE, Matutes E, Cazin B, Tjonnfjord GE, Parreira A, Nomdedeu B, Leoni P, Clark FJ, Radia D, Rassam SM, Roques T, Ketterer N, Brito-Babapulle V, Dyer MJ, Catovsky D. High remission rate in T-cell prolymphocytic leukemia with CAMPATH-1H. Blood. 2001; 98:1721-6.

7. DiJoseph JF, Armellino DC, Boghaert ER, Khandke K, Dougher MM, Sridharan L, Kunz A, Hamann PR, Gorovits B, Udata C, Moran JK, Popplewell AG, Stephens S, Frost P, Damle NK. Antibody-targeted chemotherapy with CMC-544: A CD22-targeted immunoconjugate of calicheamicin for the treatment of B lymphoid malignancies. Blood. 2003.

8. Domagala A, Kurpisz M. CD52 antigen - a review. Med Sci Monit. 2001; 7:325-31.

9. Dyer MJ, Hale G, Hayhoe FG, Waldmann H. Effects of CAMPATH-1 antibodies in vivo in patients with lymphoid malignancies: influence of antibody isotype. Blood. 1989; 73:1431-9.

10. Elter T, Borchmann P, Schulz H, Reiser M, Engert A. Development of a New, Four-Weekly Schedule (Flu-Cam) with Concomittant Application of Campath-1H and Fludarabine in Patients with Relapsed/Refractory CLL. Blood. 2002; 100:803a.

11. Emmanouilides C, Leonard JP, Schuster SJ, Couture F, Mills A, Koutsoukos A, Gayko U, Cesano A. Multi-Center, Phase 2 Study of Combination Antibody Therapy with Epratuzumab Plus Rituximab in Recurring Low-Grade NHL. Blood. 2003; 102:69a.

12. Enblad G, Hagberg H, Erlanson M, Lundin J, Porwit MA, Repp R, Schetelig J, Seipelt G, Osterborg A. A pilot study of alemtuzumab (anti-CD52 monoclonal antibody) therapy for patients with relapsed or chemotherapy-refractory peripheral T-cell lymphomas. Blood. 2003.

13. Faderl S, Thomas DA, O'Brien S, Garcia-Manero G, Kantarjian HM, Giles FJ, Koller C, Ferrajoli A, Verstovsek S, Pro B, Andreeff M, Beran M, Cortes J, Wierda W, Tran N, Keating MJ. Experience with alemtuzumab plus rituximab in patients with relapsed and refractory lymphoid malignancies. Blood. 2003; 101:3413-5.

14. Forstpointner R, Dreyling M, Repp R, Hermann S, Hanel A, Metzner B, Pott C, Hartmann F, Rothmann F, Rohrberg R, Bock HP, Wandt H, Unterhalt M, Hiddemann W. The Addition of Rituximab to a Combination of Fludarabine, Cyclophosphamide, Mitoxantrone (FCM) significantly increases the Response Rate and prolongs Survival as compared to FCM alone in Patients with Relapsed and Refractory Follicular and Mantle Cell Lymphomas - Results of a Prospective Randomized Study of the German Low Grade Lymphoma Study Group (GLSG). 2004; submitted.

15. Fracchiolla NS, Barcellini W, Bianchi P, Motta M, Fermo E, Cortelezzi A. Biological and molecular characterization of PNH-like lymphocytes emerging after Campath-1H therapy. Br J Haematol. 2001; 112:969-71.

16. Ginaldi L, De MM, Matutes E, Farahat N, Morilla R, Dyer MJ, Catovsky D. Levels of expression of CD52 in normal and leukemic B and T cells: correlation with in vivo therapeutic responses to Campath-1H. Leuk Res. 1998; 22:185-91.

17. Gökbuget N, Hoelzer D. Treatment with monoclonal antibodies in acute lymphoblastic leukemia: current knowledge and future prospects. Ann Hematol. 2003.

18. Gramatzki M, Burger R, Strobel G, Trautmann U, Bartram CR, Helm G, Horneff G, Alsalameh S, Jonker M, Gebhart E. Therapy with OKT3 monoclonal antibody in refractory T cell acute lymphoblastic leukemia induces interleukin-2 responsiveness. Leukemia. 1995; 9:382-90.

19. Hagberg H, Lundholm L. Rituximab, a chimaeric anti-CD20 monoclonal antibody, in the treatment of hairy cell leukaemia. Br J Haematol. 2001; 115:609-11.

20. Hainsworth JD, Litchy S, Barton JH, Houston GA, Hermann RC, Bradof JE, Greco FA. Single-agent rituximab as first-line and maintenance treatment for patients with chronic lymphocytic leukemia or small lymphocytic lymphoma: a phase II trial of the Minnie Pearl Cancer Research Network. J Clin Oncol. 2003; 21:1746-51.

21. Keating MJ, Flinn I, Jain V, Binet JL, Hillmen P, Byrd J, Albitar M, Brettman L, Santabarbara P, Wacker B, Rai KR. Therapeutic role of alemtuzumab (Campath-1H) in patients who have failed fludarabine: results of a large international study. Blood. 2002a; 99:3554-61.

22. Keating MJ, O'Brien S, Albitar M. Emerging information on the use of rituximab in chronic lymphocytic leukemia. Semin Oncol. 2002b; 29:70-4.

23. Keating MJ, Cazin B, Coutre S, Birhiray R, Kovacsovics T, Langer W, Leber B, Maughan T, Rai K, Tjonnfjord G, Bekradda M, Itzhaki M, Herait P. Campath-1H treatment of T-cell prolymphocytic leukemia in patients for whom at least one prior chemotherapy regimen has failed. J Clin Oncol. 2002, 20: 205-13.

24. Kennedy B, Rawstron A, Carter C, Ryan M, Speed K, Lucas G, Hillmen P. Campath-1H and fludarabine in combination are highly active in refractory chronic lymphocytic leukemia. Blood. 2002a; 99:2245-7.

25. Kennedy B, Rawstron A, Fegan C, Leach M, Tighe J, Rassam S, Hale G, Morgan G, Hillmen P. Eradication of detectable minimal disease with Campath-1H (Alemtuzumab) therapy results in prolonged survival in patients with refractory B-CLL. British Journal of Haematology. 2002b; 117:96.

26. Kreitman RJ, Wilson WH, Bergeron K, Raggio M, Stetler-Stevenson M, FitzGerald DJ, Pastan I. Efficacy of the anti-CD22 recombinant immunotoxin BL22 in chemotherapy-resistant hairy-cell leukemia. N Engl J Med. 2001; 345:241-7.

27. Lauria F, Lenoci M, Annino L, Raspadori D, Marotta G, Bocchia M, Forconi F, Gentili S, La MM, Marconcini S, Tozzi M, Baldini L, Zinzani PL, Foa R. Efficacy of anti-CD20 monoclonal antibodies (Mabthera) in patients with progressed hairy cell leukemia. Haematologica. 2001; 86:1046-50.

28. Leonard JP, Coleman M, Ketas JC, Chadburn A, Ely S, Furman RR, Wegener WA, Hansen HJ, Ziccardi H, Eschenberg M, Gayko U, Cesano A, Goldenberg DM. Phase I/II trial of epratuzumab (humanized anti-CD22 antibody) in indolent non-Hodgkin's lymphoma. J Clin Oncol. 2003; 21:3051-9.

29. Lundin J, Hagberg H, Repp R, Cavallin-Stahl E, Freden S, Juliusson G, Rosenblad E, Tjonnfjord G, Wiklund T, Osterborg A. Phase 2 study of alemtuzumab (anti-CD52 monoclonal antibody) in patients with advanced mycosis fungoides/Sezary syndrome. Blood. 2003; 101: 4267-72.

30. Lundin J, Kimby E, Bjorkholm M, Broliden PA, Celsing F, Hjalmar V, Mollgard L, Rebello P, Hale G, Waldmann H, Mellstedt H, Osterborg A. Phase II trial of subcutaneous anti-CD52 monoclonal antibody alemtuzumab (Campath-1H) as first-line treatment for patients with B-cell chronic lymphocytic leukemia (B-CLL). Blood. 2002; 100:768-73.

31. Manshouri T, Giles F, O BS, Cortes J, Thomas D, Kantarjian HM, Keating MJ, Albitar M. Soluble CD52 is detectable in the plasma of patients with chronic lymphocytic leukemia. Blood. 2001; 98:149a.

32. Marsh JC, Gordon-Smith EC. CAMPATH-1H in the treatment of autoimmune cytopenias. Cytotherapy. 2001;3:189-95.

33. Mavromatis B, Cheson BD. Monoclonal antibody therapy of chronic lymphocytic leukemia. J Clin Oncol. 2003; 21:1874-81.

34. Mone AP, Cheney C, Huang P, Pelicano H, Green J, Tso JY, Johnson A, Byrd JC. Hu1D10 Activates Both Death and Survival Pathways in Primary Human Chronic Lymphocytic Leukemia Cells: Hu1D10 Induced Reactive Oxygen Species Activate the AKT Survival Pathway. Blood. 2003; 102:438a.

35. Montillo M, Cafro AM, Tedeschi A, Brando B, Oreste P, Veronese S, Rossi V, Cairoli R, Pungolino E, Morra E. Safety and efficacy of subcutaneous Campath-1H for treating residual disease in patients with chronic lymphocytic leukemia responding to fludarabine. Haematologica. 2002; 87:695-700.

36. Nieva J, Bethel K, Saven A. Phase 2 study of rituximab in the treatment of cladribine-failed patients with hairy cell leukemia. Blood. 2003; 102:810-3.

37. Obitz E, Kim YH, Iversen L, Österborg A, Jensen P, Baadsgaard O, J. KS. HuMax-CD4, a fully human monoclonal antibody: early results of an ongoing phase II trial in cutaneous T cell lymphoma (CTCL). Blood. 2003; 102:645a.

38. O'Brien SM, Kantarjian H, Thomas DA, Giles FJ, Freireich EJ, Cortes J, Lerner S, Keating MJ. Rituximab dose-escalation trial in chronic lymphocytic leukemia. J Clin Oncol. 2001; 19:2165-70.

39. Osterborg A, Fassas AS, Anagnostopoulos A, Dyer MJ, Catovsky D, Mellstedt H. Humanized CD52 monoclonal antibody Campath-1H as first-line treatment in chronic lymphocytic leukaemia. Br J Haematol. 1996; 93:151-3.

40. Perkins JG, Flynn JM, Howard RS, Byrd JC. Frequency and type of serious infections in fludarabine-refractory B-cell chronic lymphocytic leukemia and small lymphocytic lymphoma: implications for clinical trials in this patient population. Cancer. 2002; 94:2033-9.

41. Rai KR, Byrd JC, Peterson BL, Larson RA. A Phase II Trial of Fludarabine Followed by Alemtuzumab (Campath-1H) in Previously Untreated Chronic Lymphocytic Leukemia (CLL) Patients with Active Disease: Cancer and Leukemia Group B (CALGB) Study 19901. Blood. 2002a; 100:205a.

42. Rai KR, Keating MJ, Coutre S, Rizzieri DA, Biosis. Patients with Refractory B-CLL and T-PLL Treated with Alemtuzumab (Campath(R)) on a Compassionate Basis. A Report on Efficacy and Safety of CAM 511 Trial. Blood. 2002b; 100:802a.

43. Rawstron AC, Rollinson SJ, Richards S, Short MA, English A, Morgan GJ, Hale G, Hillmen P. The PNH phenotype cells that emerge in most patients after CAMPATH-1H therapy are present prior to treatment. Br J Haematol. 1999; 107:148-53.

44. Rebello P, Cwynarski K, Varughese M, Eades A, Apperley JF, Hale G. Pharmacokinetics of CAMPATH-1H in BMT patients. Cytotherapy. 2001; 3:261-7.

45. Rodon P, Breton P, Courouble G. Treatment of pure red cell aplasia and autoimmune haemolytic anaemia in chronic lymphocytic leukaemia with Campath-1H. Eur J Haematol. 2003; 70:319-21.

46. Skotnicki AB, Robak T, Mayer Y, Craig A, Weitmann S. Phase III Study To Evaluate the Efficacy and Safety of Front-Line Therapy with Alemtuzumab (CAMPATH, MABCAMPATH) vs. Chlorambucil in Patients with Progressive B-Cell Chronic Lymphocytic Leukemia (CAM307). Blood. 2003; 102:439a.

47. Stilgenbauer S, Dohner H. Campath-1H-induced complete remission of chronic lymphocytic leukemia despite p53 gene mutation and resistance to chemotherapy. N Engl J Med. 2002; 347:452-3.

48. Stockmeyer B, Schiller M, Repp R, Lorenz HM, Kalden JR, Gramatzki M, Valerius T. Enhanced killing of B lymphoma cells by granulocyte colony-stimulating factor-primed effector cells and Hu1D10 - a humanized human leucocyte antigen DR antibody. Br J Haematol. 2002; 118:959-67.

49. Szatrowski TP, Dodge RK, Reynolds C, Westbrook CA, Frankel SR, Sklar J, Stewart CC, Hurd DD, Kolitz JE, Velez-Garcia E, Stone RM, Bloomfield CD, Schiffer CA, Larson RA. Lineage specific treatment of adult patients with acute lymphoblastic leukemia in first remission with anti-B4-blocked ricin or high-dose cytarabine: Cancer and Leukemia Group B Study 9311. Cancer. 2003; 97:1471-80.

50. Thieblemont C, Bouafia F, Hornez E, Hequet O, Arnaud P, Espinouse D, Salles G, Coiffier B. Maintenance Therapy with a Monthly Injection of Campath-1H in Refractory Chronic Leukemia and NHL Patients. Blood. 2002; 100:805a.

51. Thomas DA, O'Brien S, Bueso-Ramos C, Faderl S, Keating MJ, Giles FJ, Cortes J, Kantarjian HM. Rituximab in relapsed or refractory hairy cell leukemia. Blood. 2003; 102:3906-11.

52. Tison B, Bolin R, Lill J, Ottemiller S. Benefits of repeated courses of alemtuzumab (Campath(R)) in patients with relapsed/refractory B-CLL. Blood. 2001; 98:293b-4b.

53. Wendtner CM, Ritgen M, Schweighofer CD, Fingerle-Rowson G, Campe H, Jäger G, Schmitt B, Busch R, Diem H, Engert A, Stilgenbauer S, Döhner H, Kneba M, Emmerich B, Hallek M. High efficacy but considerable toxicity of MabCampath consolidation therapy in CLL patients responding to fludarabine - results of a randomized phase III trial. In 8th Congress of the European Hematology Association. Lyon, France; 2003.

54. Williams TE, Roach J, Rugg T, Brettman L. Frequency of cytomegalovirus pneumonia following alemtuzumab (Campath(R)) treatment in lymphoid malignancies: Review of 1538 patients. Blood. 2001; 98:294b.

55. Winkler U, Jensen M, Manzke O, Schulz H, Diehl V, Engert A. Cytokine-release syndrome in patients with B-cell chronic lymphocytic leukemia and high lymphocyte counts after treatment with an anti-CD20 monoclonal antibody (rituximab, IDEC-C2B8). Blood. 1999; 94: 2217-24.

Index

A

Abciximab 13
Alemtuzumab 13, 68, 72
Antikörper
   bispezifische 20
   chimäre 16
   humane 15
   humanisierte 15
   konjugierte 19
   M195 42
   murine 15
   therapeutische 15, 17
   Therapiestrategien 18
   T-Zell-Leukämien 72
Antikörper, monoklonale
   AML 42
   bei lymphatischen Leukämien 66
   Geschichte 12
   Nomenklatur 16
   Übersicht 13
Antikörper-Antigen-Komplex 15
Antikörperstruktur 14
Apolizumab 68

B

Basiliximab 13
Blockade 18

C

Campath-1H 68
CD19 67
CDR 14
Crossfire-Effekt 59

D

Daclizumab 13
Denileukin Difitox 72
Diabody 15

E

Epratuzumab 67

F

Fab 14
FAB-Klassifikation 27

G

Gemtuzumab Ozogamicin 13, 20, 48
   Kombinationstherapie 52
   Studiendaten 50
   Wirkmechanismus 49

H

Haarzell-Leukämie 67
HAMA 16
HuM195 43
Hybridom-Technik 13

I

Ibritumomab 20
IDEC-152 67
Immunglobuline 13
Immunphänotypisierung 26
   ALL 32
   AML 28
Immuntoxine 20
Infliximab 13
^{131}I 59

L

Lebervenenverschlusskrankheit 52
Leukämien
   akute 26
   akute lymphatische 32, 67
   akute myeloische 27
   Antikörpertherapie 42
   chronisch lymphatische 66
   Klassifizierung 26
   lymphatische 66
   Radioimmuntherapie 58
Lumiliximab 67

M

M195 42
Muromomab 13, 72
Mylotarg® 48

P

Pavilizumab 13
Promyelozyten-Leukämie, akute 30
   HuM195 43

R

Radioimmunkonjugate 19, 58
Radioimmuntherapie 59
^{188}Re 61
Rituximab 13, 66

S

Seitenketten-Modell 12
Signaltransduktion 19

T

Targeting 18
Tositumomab-Tiuxetan 19
Trastuzumab 13
T-Zell-Leukämien 72

V

VOD 52

Y

^{90}Yttrium 60

Z

Zytostatika-Immunkonjugate 20

Klinische Lehrbuchreihe
...Kompetenz und Didaktik!

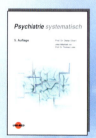
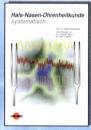
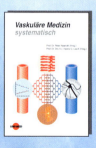
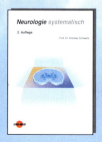
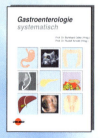
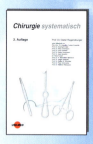
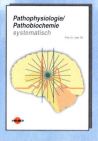
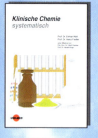
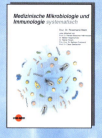
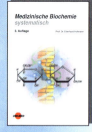
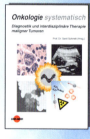
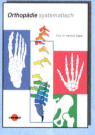
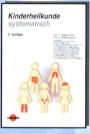
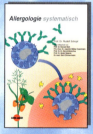
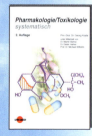
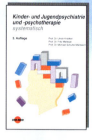
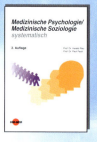
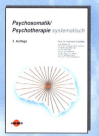
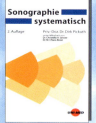
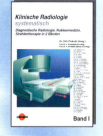
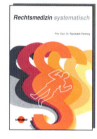
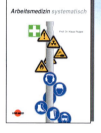
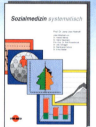
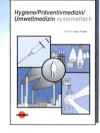
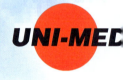

Diagnostik • Therapie • Forschung
UNI-MED SCIENCE -
Topaktuelle Spezialthemen!

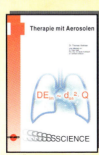

Therapie mit Aerosolen

1. Auflage 2005, 128 Seiten,
ISBN 3-89599-757-9

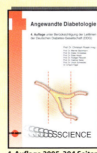

Angewandte Diabetologie

4. Auflage 2005, 304 Seiten,
ISBN 3-89599-858-3

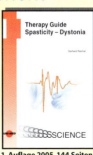

Therapy Guide Spasticity – Dystonia

1. Auflage 2005, 144 Seiten,
ISBN 3-89599-779-X

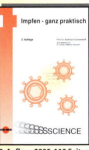

Impfen - ganz praktisch

2. Auflage 2005, 112 Seiten,
ISBN 3-89599-871-0

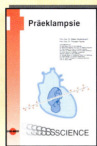

Präeklampsie

1. Auflage 2005, 124 Seiten,
ISBN 3-89599-818-4

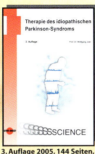

Therapie des idiopathischen Parkinson-Syndroms

3. Auflage 2005, 144 Seiten,
ISBN 3-89599-861-3

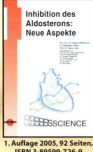

Inhibition des Aldosterons: Neue Aspekte

1. Auflage 2005, 92 Seiten,
ISBN 3-89599-726-9

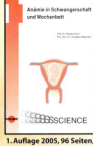

Anämie in Schwangerschaft und Wochenbett

1. Auflage 2005, 96 Seiten,
ISBN 3-89599-772-2

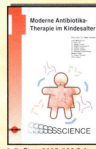

Moderne Antibiotika-Therapie im Kindesalter

1. Auflage 2005, 128 Seiten,
ISBN 3-89599-747-1

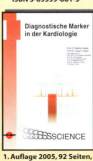

Diagnostische Marker in der Kardiologie

1. Auflage 2005, 92 Seiten,
ISBN 3-89599-867-2

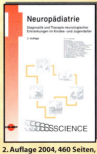

Neuropädiatrie

2. Auflage 2004, 460 Seiten,
ISBN 3-89599-786-2

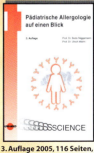

Pädiatrische Allergologie auf einen Blick

3. Auflage 2005, 116 Seiten,
ISBN 3-89599-877-X

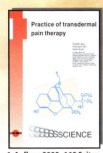

Practice of transdermal pain therapy

1. Auflage 2005, 160 Seiten,
ISBN 3-89599-855-9

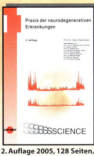

Praxis der neurodegenerativen Erkrankungen

2. Auflage 2005, 128 Seiten,
ISBN 3-89599-758-7

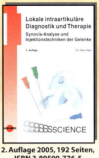

Lokale intraartikuläre Diagnostik und Therapie – Synovia-Analyse und Injektionstechniken der Gelenke

2. Auflage 2005, 192 Seiten,
ISBN 3-89599-776-5

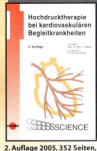

Hochdrucktherapie bei kardiovaskulären Begleitkrankheiten

2. Auflage 2005, 352 Seiten,
ISBN 3-89599-809-5

...und ständig aktuelle Neuerscheinungen!

Alle Details zu unseren Büchern aktuell unter www.uni-med.de

Fachliteratur über Hämatologie/Onkologie von UNI-MED...

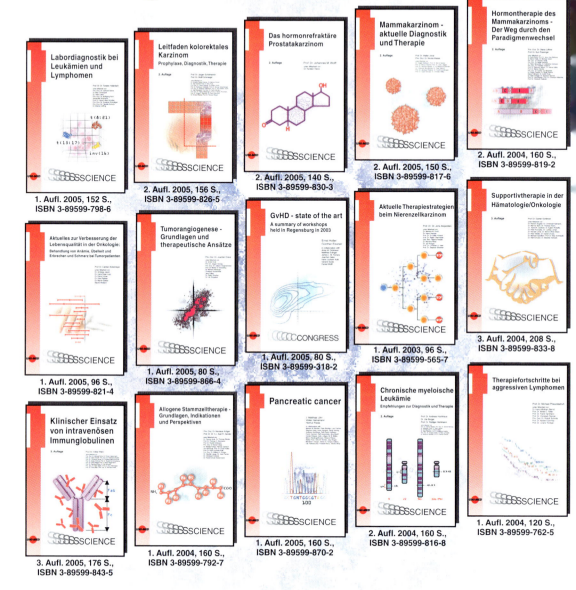

■■■■ UNI-MED *SCIENCE* - Topaktuelle Spezialthemen ■■■■

...garantiert gutartig!

UNI-MED Verlag AG • Kurfürstenallee 130 • D-28211 Bremen
Telefon: 0421/2041-300 • Telefax: 0421/2041-444
e-mail: info@uni-med.de • Internet: http://www.uni-med.de